現場発！病院の人材開発

済生会横浜市東部病院
人材開発センター　人材開発支援室　室長

西川　泰弘 著

経営書院

はじめに　―病院の人材開発にも「専門性」を！―

　病院は、学生の時分から医療を志してきた者が集まる専門家集団である。各職能団体の倫理綱領には、常に自己研鑽に努める旨の記載があるように、医療職は自学自習を基本としてスキルアップを図るのが常である。よって、一医療人としてのスキルアップをサポートする環境が整っていることが、医療職にとって魅力ある病院のひとつの要件である。

　他方、医療機関の経営を支えていく推進力として、事務職の活躍がますます重要になってきている。かつての決められた作業を確実に遂行していく、いわば作業職から、わが国の医療提供体制の動向を先んじてキャッチしつつ、自院の次の発展に際しての諸問題を解決していくために自ら構想し、周囲に働きかけて目指す姿を達成し続けるマネジメント人材の育成が急務である。

　職員の育成を進めていくために、多くの病院では教育委員会等で多職種が集まり、人材育成策を議論・推進している。また、常設部署として人材開発部門を持つ病院も増えてきた。今後、他の医療機関や福祉施設とさらに連携して地域包括ケアシステムを実現していくためには、医療職・事務職とも、「医療人」として個々の専門能力を研鑽しつつ、多職種で協働して地域に貢献する「組織人」としての役割を果たしていくことが不可欠になる。この「医療人かつ組織人」としての人材を自院で計画的に育成していくには、一定の方法論をもって職務遂行する人材開発スタッフの存在が重要である。

　少しだけ、筆者の自己紹介、および所属組織について述べておきたい。筆者は約 10 年、企業における社会人経験を経て現職に転身した中途入職組である。入職前に経験した業界は教育業界、人材業界、コンサルティング業界と、キャリアの転機は複数あったものの、結果として一貫して "人の成長" を軸としてキャリアを重ねてきた。

その後ご縁があり 2010 年、開院 4 年目の当院に入職した。全国から志の高い医療スタッフが集まり、初年度の大幅な赤字状態を克服、特に、企業出身の事務長（現：神奈川県済生会顧問 正木義博）がその推進力として活躍していたことに興味を持ったのがきっかけである。入職後は医事室、人事室を経て 2015 年、人材開発支援室の新設に伴い異動した。現在、筆者は当院内の教育企画・運営全般に従事するとともに、当院の上部団体である神奈川県済生会（神奈川県内にある済生会病院・福祉施設を統括する支部）において教育事業の企画・運営を支援している。

　2015 年以来、当院の理念のひとつである「常に一歩先の医療」を教育の面から推進すべく種々の企画・運営を積み上げていき、その一部を産労総合研究所の『病院羅針盤』に紹介していた。そのご縁で編集部から連載を担当する機会をいただいた。あくまでも自身の実践を起点に論じる内容にしたいため、タイトルを「"現場発"の人材開発」と決め、2019 年 4 月 1 日号から 2022 年 3 月 15 日号まで丸 3 年、合計 36 回の記事にまとめることができた。

　その連載を再構成し、病院における人材開発施策を進めるうえでのポイントを 1 冊にまとめたのが本書である。規模や形態等はさまざまあれど、病院である以上は、職員の育成に関する基本的な考え方は通じるものがあると信じている。

　本書の読者として筆者が想定しているのは、病院の人材開発を担当している人事・総務部門のスタッフと部門責任者、医療系部門で教育を担当している方々である。しかしながら、育成は多くの人に関わりのあるテーマであるため、経営陣や現場管理職など、多くの方に読んでいただきたいと思っている。

　以下、本書の構成を説明しよう。

■序　導入編

　人材開発の各論を述べる前に、病院において人材開発を推進する組織の一例として、筆者の所属する人材開発センターについて説明する。そ

の後、各論の導入編として、まずは教育体系を取り上げる。教育体系とは、理念・基本方針を職員が体現するための教育手段（OJT・研修・自己啓発支援）が概観できるようにまとめた一覧表である。ここで人材開発の全体像をつかんだ後に、以降の各論の説明へと続く。

■第1部　研修事例編

　まずは、組織における人材開発の代表的手段である「研修」について述べる。筆者が企画・運営に関わってきた事例を中心に、階層ごと（例：若手・中堅・管理職）の企画ポイントを踏まえて具体的に説明していく。各研修とも企画から実施内容、その効果までを可能な限り紹介する。

　なお、本書では、各職種に共通する知識・スキルの養成を目的とした研修を扱うこととする。

■第2部　研修設計・運用編

　具体例な研修事例の紹介に続いて、ここでは研修設計の方法論をお伝えする。研修を企画する際、講師の選定と会場整備が準備の中心になってはいないだろうか？　研修が効果を出すためには、どのようなステップを踏まえて設計していくといいのか？　そして、何をもって成果としていくのか？　研修設計の方法論であるインストラクショナルデザイン（ID）をもとに、必須となるポイントをお伝えしていく。

■第3部　OJT・自己研鑽編

　OJT（職場内教育）は日本ではよく知られた教育手段であるが、院内の現場では、一定の方法論をもって実施されているだろうか？　部署の教育を担当する者はOJTをどのように計画・実践していくのか？　部下の成長に沿ったOJTのポイントは何か？　等を述べていく。

　加えて、医療現場の役職者（医療者）に対し、部下指導に関する質問を筆者が投げかける形で進めたインタビューを紹介する。これまで述べてきた内容を思い出しながら、人材開発の担当者としてどのような現場

支援が可能か、考えるきっかけにしていただきたい。また、補論として、学会発表を取り上げる。

■第4部　人材開発担当の成長編

　最後に、人材開発を志すスタッフ自身がどのように自己研鑽を継続していけばいいのか、その指針を示す。

　このように書いてきた筆者も、常に悩みながら、試行錯誤の実践を繰り返す一人である。日本の医療機関における人材開発のレベルを少しでも上げ、職員と病院の成長を支えていく「同志」として、読者の皆さまとともに高みを目指す存在でありたいと思っている。しばしお付き合いいただきたい。

【注】
・掲載した研修の実践例は、ほとんどが新型コロナウイルス感染症発生前の内容であり、現在はオンライン形式に切り替えた研修もあります。実施の目的や提供内容はあまり変わらないため、最小限の加筆修正で掲載しています。

目　次

はじめに　― 病院の人材開発にも「専門性」を！ ―

序　導入編　― 院内教育を推進する体制と体系 ―

第1部　研修事例編　― 職員の成長に応じたロードマップを描く ―

序
導入編
―院内教育を推進する体制と体系―

中堅以上の規模の企業であれば人材開発部門を持つところは多いが、病院で独立した人材開発部門を持つところはまだ数少ない（済生会の資料によると、全国81病院中、人材開発室、教育センター等の人材開発部門を有するのは11病院である）。
　　この序章では、まず病院における人材開発部門の一例として当院の場合を取り上げ、組織体制と業務内容、そして業務の進め方を説明する。その後、組織の理念・基本方針から人材開発の個別の施策に至る一連の流れをお伝えする。

● 人材開発部門、当院の場合

　社会福祉法人恩賜財団済生会は、1911年の開設以来110年余り、"施薬救療"（せやくきゅうりょう）の創立の精神を引き継ぎ、全国で種々の医療・福祉事業を展開している社会福祉法人である（図表0-1）。その済生会の一員である済生会横浜市東部病院は、横浜市で5番目の地域中核病院として2007年に開院した。横浜市鶴見区・神奈川区を中心とする横浜市東部地区において3次救急を担う一方で、重症心身障害児（者）施設を院内に有する等、横浜市の政策医療の拠点としての役割を果たしている。

　開院当時は全国から集結した医療従事者等、約850人のスタッフで運営を開始した。その後、業容拡大と共に徐々にスタッフ数を増やし、開院15年目となる2022年4月1日現在、常勤職員数は1,482人の規模となった。

　31の職種からなる多種多様な職員をまとめるべく、当院では「医療を通じて生命（いのち）を守る」と題した4つの理念、併せて7つの基本方針を掲げている。基本方針の6番目に「働く職員のための病院作り──人材の育成、より健全な労働環境の整備」を掲げており、患者さんに良質な医療を提供する前提として、職員個人の成長にも重点を置いていることを明記している（図表0-2）。

　当院の人材開発センターの全体像を図表0-3に示す。2007年の開院

図表0-1　済生会の概要

社会福祉法人 恩賜財団 済生会

　明治44年2月11日、明治天皇は、時の総理大臣桂太郎を召されて「恵まれない人々のために施薬救療による済生の道を広めるように」との済生勅語に添えてお手元金150万円を下賜された。桂総理はその御下賜金を基金として全国の官民から寄付金を募って同年5月30日 恩賜財団 済生会を創立。以来今日まで「施薬救療」という創立の精神を引き継いで保健・医療・福祉の充実・発展に必要な諸事業に取り組んできた。

　　総裁　秋篠宮皇嗣殿下　　会長　潮谷義子　　理事長　炭谷　茂

■本部＝東京　支部＝40都道府県
■管下の医療・福祉施設
　病院81　診療所19　介護医療院1　介護老人保健施設29　救護施設1
　児童福祉施設25　老人福祉施設122　障害者福祉施設9　看護師養成施設7
　訪問看護ステーション63　地域包括支援センター31　地域生活定着支援センター5
　その他10　合計403（数字は令和3年度）
　さらに巡回診療船「済生丸」が瀬戸内海の59島の診療活動に携わっている。
■職員数　全国で約6万4,000人。

　　　　　　　　　　　　　　　　　　　（機関誌『済生』2022年11月号より）

※2017年、本部には済生会保健・医療・福祉総合研究所（通称「済生会総研」）が設立された。
　研究と人材開発の両面から済生会の理念を実現する組織として、人材開発においては次世代指導者研修、全国済生会臨床研修指導医のためのワークショップ、済生会地域包括ケア連携士養成研修会等、済生会職員全体向けの研修を主催している。

図表0-2　東部病院の理念と基本方針

理念

私たちは医療を通じて
生命(いのち)を守ります。

・安心して受けられる医療
・患者さんに優しい医療
・常に一歩先の医療
・地域社会に貢献する医療

基本方針

1. 医療の質の向上
　より質の高い医療、特に安全な医療
2. 患者さんとご家族の満足度の向上
　患者さんに信頼される医療
3. 患者さんが参加する医療の展開
　患者さんの権利の尊重
4. 高度な急性期医療および専門医療の提供
　先進的な医療、福祉と連携した総合的な医療
5. 地域から選ばれる病院作り
　地域住民、地域医療機関とのパートナーシップの構築
6. 働く職員のための病院作り
　人材の育成、より健全な労働環境の整備
7. 安定した経営の確保
　病院として責任ある経営

図表0-3　職員の「学び」を支援する人材開発センター

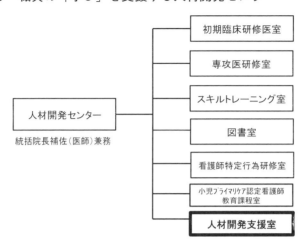

時から、当院には現在の当センターにあたる組織が存在した。当センターは、地域医療推進の基幹部署である医療連携センターや医療の質を総合的に管理するTQMセンターと並ぶ院長直轄組織であり、役員の医師（統括院長補佐）が人材開発センター長を兼務している。

　当センターは7つの部署からなる。初期臨床研修を主管する初期臨床研修医室、専攻医のプログラム管理をする専攻医研修室、BLS（Basic Life Support、一次救命処置）やICLS（Immediate Cardiac Life Support）等、医療系研修の管理運営を行うスキルトレーニング室、図書室、2017年度に開設した看護師特定行為研修室（院内外の看護師を受講生として受け入れ）、2021年度に認定看護師養成機関として開設した小児プライマリケア認定看護師教育課程室、そして、筆者の所属する人材開発支援室である。このように業務対象は院内にとどまらず、院外の医療者も対象とした医療人育成の拠点として運営している。

人材開発支援室の体制と業務内容

　人材開発支援室は2015年度に開設された。院内研修等を多職種で企

画する前身の部署が存在はしていたものの、全員が兼務者で構成されて
いたため、専従職員を置いて人材開発領域の業容を拡大・深化させる、
当センターの基幹部署として現体制に改組され、現在に至っている。

　現在の人材開発支援室は、筆者を含む専従者5人（全員事務職）と兼
務者8人（看護師、薬剤師、臨床検査技師、診療放射線技師、臨床工学
技士、管理栄養士、公認心理師、事務職）から成り、全職員対象の教育
施策の企画・運用を主業務としている。

　業務割合としては、全職員向け研修の企画・運用業務に多くを割いて
はいるが、ほかにも医療系養成校の窓口として病院実習業務の事務管理、
教育機器の管理・運用、職員が保有する認定資格の一括管理（人事室と
連携）、当院職員が学会の学術集会会長を務める際の事務局支援、そし
て看護師特定行為研修および認定看護師教育課程の事務局として、講義
の運営管理や厚生労働省・日本看護協会等、関連機関とのやりとりと、
その業務内容は多岐にわたっている（図表0-4）。

　次に、業務の進め方について述べる。上述の通常業務を専従者が行う
ことに加え、原則月1回の当室全体会（通称、支援室会議）に専従者・
兼務者全員が集まり、年度計画の進捗共有やその時々に発生した案件に
関して議論および意思決定を行っている。

　当院では各部署とも、バランスト・スコアカード（BSC）をアレンジ

図表0-4　人材開発支援室の業務内容

① 各種研修の企画・運営（階層別・テーマ別）
　　※全職員対象を主に扱う。
② 医療系学校等依頼の実習・研修関連事務
③ 教育環境の整備（eラーニング、大型プリンタ等）
④ 研修受講履歴・認定資格の管理
⑤ 研究支援（学会事務局等）
⑥ 看護師特定行為研修事務局
　　　　（講義運営支援、厚生労働省対応等）
⑦ 小児プライマリケア認定看護師教育課程事務局
　　　　（講義運営支援、日本看護協会対応等）

した5つの視点（学習と成長・業務プロセス・質・顧客・財務）に基づいて年度計画を立案する。当室でもこの方針に沿って、室員から募った施策アイデアを会議で議論して複数の年度目標を策定し、目標達成のためのプロジェクトを組織する。兼務者には希望を聞いたうえで、それぞれ2つ以上のプロジェクトに参画してもらう。各プロジェクトには必ず1人、専従の事務職が「オーナー」として入る。このオーナーのマネジメントのもと、各プロジェクトチームが年度目標の達成に向かって邁進する、という寸法である（図表0-5）。

　また、当室主催の研修は、専従者と兼務者がペアで当日の運営を担当している。医療職・事務職双方の目から研修をオブザーブし、事後に良好点や改善点を出し合うようにするためである。

　以上、当院を例にして、人材開発業務を進めるうえでの体制について説明してきた。多くの病院でも教育委員会等、院内全体の教育を検討・推進する組織体があると思うが、いかに多職種の意見を集約し、ひとつの施策へと推進できるかが肝である。当院の試みが少しでも参考になれ

図表0-5　当室におけるプロジェクト推進体制

20XX年度　年間計画
学習と成長・業務プロセス・質・顧客・財務の各視点をもとに複数の目標を策定

20XX年度　プロジェクト			
No.	内容	オーナー	メンバー
1	中堅層向けマネジメント支援策の企画・運営	X	A・B・C
2	教育ポータルサイトのリニューアル	Y	B・D・E
3	〇〇養成講座の企画・実施	Z	A・C・D・E
4	：	：	：
5	：	：	：
6	：	：	：

※便宜上、専従者をX・Y・Z、兼務者をA・B・C・D・Eと表記
※専従者は1～2本のプロジェクトオーナーを担当、兼務者は2本以上のプロジェクトに参画

ばと思う。

 ## 教育体系とは？

　組織における教育手段を考える際は、OJT・研修・自己啓発の3つに大別することが多い。これらの手段は独立して存在するのではなく、相互に関連して職員を成長させ、病院の理念や戦略を実現する方向に向かっていかなければならない。

　その際に、これらの教育施策が一覧できる形で整理されていると、現行の教育が職員の成長に貢献しているのか、今後強化すべき点がどこにあるのかを検討する際に有益である。

　このような、院内（または部門内）で実施されている教育施策を1枚の表にまとめたものを「教育体系」という。特に、看護部ではラダーに基づいた教育体系を構築されている病院も多いことだろう。

　以降では、教育体系構築の意義、そして構築する際の手順を説明する。

 ## 教育体系構築の意義

　教育体系を構築することの意義を、経営・現場双方の視点からまとめてみよう。

（1）経営の視点

　病院の理念・基本方針を掲げ、職員に望ましい行動をとってもらうためには、まず理念を実現する職員として望ましい姿（求める人材像）や人材育成の方針を明らかにする。そのうえで、教育手段を整理して提示できれば、病院の理念・戦略と職員が身につけるべき行動との関係がわかりやすくなる（図表0-6）。

　理念・基本方針を見直したり、中期（3〜5カ年）、単年度の戦略を変更したりする場合にも、職員に新たな知識・スキル・態度をどのよう

図表0-6　教育体系の構築イメージ

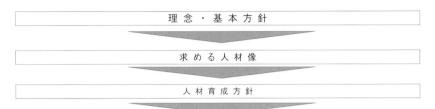

理念・基本方針

求める人材像

人材育成方針

〈 教 育 体 系 〉

職位	到達目標（当該階層で目指すこと）	教育手段			
		OJT	研修（階層別）	研修（テーマ別）	自己研鑽支援
幹部	■～において〇〇できる。■・・△△できる。			医療安全研修・感染管理研修・コンプライアンス研修・個人情報保護研修	通信教育・eラーニング
課長	：		管理職研修	〃	〃
係長	：			〃	〃
主任	：		リーダー研修Ⅱ	〃	〃
一般スタッフⅡ	：	OJTリーダー担当	リーダー研修Ⅰ	〃	〃
一般スタッフⅠ	：			〃	〃
新入職員	：	OJT期間（1年）	1年次フォローアップ／入職時研修	〃	〃

に身につけてもらうのかを教育体系を起点に考えることで、変更すべき内容の焦点を絞りやすくするメリットがある。

（2）現場の視点（上司・部下）

　管理職にとっては教育体系が存在することで、部下の職責（階層）に求められる力量（知識・スキル・態度）の基本線を確認したうえで、個々のスタッフの育成計画を考えることができる。

　部下にとっても病院の求める力量が体系として明示されていることで、先々のキャリアを見据えて自分はどのような知識・スキル・態度を身につけていけばよいのかという見通しがつき、結果として自発的、自律的にキャリアを作り上げていくことが可能になる。

　なお、病院への就職を考えている者にとって、勤務先がどのように職

員のキャリア形成を支援しているかは関心の高い項目のひとつだろう。教育体系の概要をホームページ等で公開して説明を加えることにより、学生等の就職希望者は入職した際の成長イメージが描きやすくなる。教育体系は職員採用の際の有力なツールともいえる。

 ## 教育体系構築の5ステップ

　このような、病院と職員の双方に資する教育体系は、どのように構築していけばいいのだろうか。

　まずは病院の理念・基本方針を起点としつつ、(1) 現状分析・事前調査、(2) 求める人材像の作成、(3) 人材育成方針の作成、(4) 体系図の作成、(5) 関連ツールの作成と話を進めていく（図表0-7）。

　なお、体系構築にあたっては、人材開発部門もしくは教育委員会メンバーの中からワーキンググループを組織して進めていくのが一般的である。

(1) 現状分析・事前調査

　現行の理念と基本方針、中期・年度の目標とその計画に沿って、どのような教育施策が実施されてきたかの情報を収集する。そして、自院が向かう方向性に照らしてOJT・研修・自己啓発支援の施策がどの程度貢献してきたか、実施記録（アンケート、職員満足度調査等）をもとに

図表0-7　教育体系構築の5ステップ

ステップ	内　容
(1) 現状分析・事前調査	現状の教育内容と実施結果の整理、幹部・管理職等へのインタビューやアンケート、職員満足度調査等から施策の方向性を定める
(2) 求める人材像の作成	職員インタビュー、アンケート結果等から言語化
(3) 人材育成方針の作成	教育施策実施のうえでの基本となる方針を言語化
(4) 体系図の作成	「縦軸」と「横軸」の設定、施策内容の記入と調整
(5) 関連ツールの作成	人材育成の手引き、年間スケジュール等の作成

分析しておく。

　併せて、幹部・部門長・管理職・職員へのインタビュー、もしくはアンケートを実施し、現状の職員の力量や教育施策に対する評価、および、これから自院で必要となる人材の姿、求めるスキル、階層ごとの職員への期待、人材開発部門に求めること等の情報を収集する。その後、集まった情報を整理し、これから作り上げる（もしくは改定する）教育体系の方向性を明確にしておく。

（2）求める人材像の作成

　自院や自部門の期待するありたい職員像のことを、求める人材像という。職員共通に目指す姿、さらには階層ごとに求める人材像を示す場合もある。上記のインタビューやアンケートで頻出していた言葉や内容から、どんな職員になってほしいかを「〜する人（材）」や「〜できる」等の表現でひとつ、もしくは複数のフレーズで表現する。

（3）人材育成方針の作成

　自院、もしくは自部門の人材育成に関する基本的な考え方や目的を文言にしたものを、人材育成方針という。人材育成の目的、育成上特に重点を置く事項、教育手段（OJT・研修・自己啓発）の関連性、他の人事施策との関連等の切り口から平易に言語化していく。求める人材像同様、事前調査で幹部や部門長が共通してあげていたキーワードや内容を参考に、職員に明確なメッセージを示していこう。

（4）体系図の作成

　求める人材像と人材育成方針を作成したら、いよいよ体系図の作成に入る。図表０-７で示したように、まずは大枠の縦軸と横軸に何を設定するかを決め、その後、中身を埋めていくことにする。

① 縦軸の設定

　新人・若手・中堅・管理職等の階層やラダー等の順に書き並べる。人

事制度が定められている場合は、その等級順に並べる。そして、並べた各階層でどのような力量（知識・スキル・態度）をつけることがゴールになるのかを、求める人材像や等級定義を参考に、「到達目標」等として各階層にわかりやすく併記するとよい。

② 横軸の設定

各階層の職員が到達目標を目指すうえで、病院として支援する手段を並べる。伝統的にOJT・研修・自己研鑽支援と並べ、特に研修の枠は階層別やテーマ別、職種別等に分類して見やすくしておくといい。

「研修体系」として、体系図には研修のみを並べる場合もあるが、研修以外の手段も合わせて教育の施策であるから、OJTや自己啓発支援も併せて可能な限り、整理して記載するほうがいいと筆者は考えている。

③ 教育手段の記入

現行で実施している教育手段を、体系図の中に書き入れていく。一通り入れてみると、階層によって支援が手薄なところが見つかったり、研修内容と対象階層の到達点が整合していなかったりと、問題点が浮き彫りになってくることだろう。教育より実務中心の時期もあるので、各階層に万遍なく研修を組む必要はない。役割変化のタイミング（例：管理職研修）など、メリハリのついた教育資源の配分を考えよう。

（5）関連ツールの作成

体系図は一覧性を重視するため、求める人材像や人材育成方針の設定経緯、体系の見方、活用のしかた等まで示すのは難しい。そこで、説明文書として『○○病院　人材育成の手引き』等の小冊子を作っておくことをおすすめする。手引きには、OJT・研修・自己啓発それぞれの意味と意義（なぜ大事か）や研修受講の際の心構えなど、体系で示せなかったが職員が知っておくべき事項を簡潔に盛り込んでおくといい。

併せて、研修の実施日程を前年度のうちに確定させ、「○○年度 研修スケジュール一覧」として体系図や手引きと同じタイミングで、年度初めには配布できるようにしておくとよい。

職員成長の「羅針盤」として、教育体系を活用する

　以上のステップを経て教育体系が完成した後は、職員に十分広報し、運用を開始する。その後は、体系上の教育施策が実際に機能しているのか、新たな教育ニーズはないのかをアンケートやインタビューで情報を集めたうえで年度末等、定期的に微調整を図る。特に、病院の新たな中期計画策定時や院長・部門長の交代時は、教育体系の内容を大幅に改定するチャンスである。

　教育体系はその準備にかなりの労力を要するが、実際には構築してからがスタートである。体系が院内における教育の羅針盤として必要不可欠な存在になるよう職員の目に触れるようにし、その存在価値を高めてほしい。

　以上、教育の推進体制と教育体系について述べてきた。以降、教育手段の各論に入る。

第1部
研修事例編
― 職員の成長に応じたロードマップを描く ―

第1部では、具体的な研修実践例を通じて、院内で実施する研修のイメージをお示ししたい。まずは「研修」という手段を用いて育成を進める“前提”として、以降の事例に共通する点を述べていく。その後、管理職・中堅職員・若手職員・新入職員と、階層別に研修を実施するうえでのポイントを、実践例とともに説明する。自院で研修を実施する際の、たたき台にしていただければ幸いである。

 第1章 ## 大前提
―研修を“占い”にしないために―

あらためて、研修の特性を確認する

　研修は、職場外教育（Off-JT）ともいわれるように、日常業務から離れて行う学習である。

　メリットとしては、①特定の知識・スキルを集中して学習することで理解が深まる、②日常業務から離れるために集中して学習できる、③多様な学習者同士の意見交換により相互理解が深まる、等がある。

　半面、①集合教育ゆえに、ともすれば講義一辺倒の説明会になりがち、②受講者に、まとまった時間の確保が必要、③企画側も相応の時間とコストがかかる、④事後が「やりっぱなし」「受けさせっぱなし」になりがち等のデメリットがある（図表1-1）。

　これらのメリット・デメリットを踏まえたうえで、「研修を実施しよう！」と意思決定したら、具体的には次の点を詰めていって実施に至るのが通常の流れであろう。

　1）講師の確保……研修目的に沿った話題提供ができる経験、もしくは技法を有する講師をどう確保するか（院内か、院外か）
　2）会場の確保……研修の目的に沿って、どのようなタイプの会場（教室）を確保するか（外部開催の場合は予算内の会場があるか）

図表1-1　研修のメリット・デメリット

メリット	デメリット
①特定の知識・スキルを集中して学習することで、理解が深まる ②日常業務から離れるために集中して学習できる ③多様な学習者同士の意見交換により相互理解が深まる、等	①集合教育ゆえに、ともすれば講義一辺倒の説明会になりがち ②受講者に、まとまった時間の確保が必要 ③企画側も相応の時間とコストがかかる ④事後が「やりっぱなし」「受けさせっぱなし」になりがち　等

　3）受講者の確保……研修の目的に沿って、どのような受講者を対象
　　　とするか（自由参加の研修なら、いかに"集客"するか）
　4）内容の確定……講義・演習・発表をどのように組み合わせるか、
　　　どのくらいの時間・何回実施するか
　5）準備時間をどう確保するか？　　等

　ただ、これらの動きが「研修を無事完了させる」ことに向かっていないだろうか？　たしかに、周到な準備を重ねて受講者や講師にストレスのないように研修本番を滞りなく進めていくことは、人材開発担当の大事な責務のひとつではある。しかし、研修が終わりアンケートを集計したところで、一仕事達成した感じになってはいないだろうか？

　まず重視すべきは、研修が活用されるためのロードマップ（道筋）をいかに作るかである。まず、対象となる者がどんな姿になればよいかを明確にしたうえで、数ある教育手段の中から研修を選び、上記1）～5）の具体的な内容を詰めていくのが王道である。人材開発の企画・運営を進める者は、現状から成果までの道筋を見据えて業務にあたる必要がある（図表1-2）。

　このような研修のロードマップを、担当者としてどのように構築するかは以降の実践例で触れるとして、ここでは現場での動機づけと研修活

図表1-2　成果へのロードマップを明確に描く

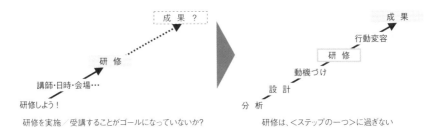

用に焦点を当ててみたい。

研修を「使い切る」ために、現場ができること

　「研修は"自己研鑽"の一環」と捉えられているからか、事後の活用については受講者任せになっていることが多い。一方で、院内で開催する研修（もしくは、上司が派遣する外部研修等）は、病院の予算を用いて実施する、れっきとした"業務"の一環である。業務の遂行であるなら、その進捗や成果創出の程度を、受講者任せにしていていいのだろうか？　ここで、２つの例をあげる。

【例1】「僕、なんでこの研修に出てるんですかね？」

　当院でのある研修の休憩時間中、受講生が事務局スタッフに話した一言である。聞いてみると、上司からの説明では、「対象の年代だから、と言われたんですが……」とのこと。部署としては、この学びをどう生かしてほしいのか、もう一歩、案内した上司から説明してもらえれば、本日の研修会場に向かう彼の足取りも、少しは軽くなっていたかもしれない。

　階層別教育の一環で「３年目研修」のような打ち出しがあるが、参加目的を問われた職員は、「３年目になったから」と答える場合が多いのではないだろうか（もしかしたら上司も！）。

【例2】通り一遍の「研修報告書」

　病院が受講料を負担して院外派遣している研修について、受講後には報告書の提出を求めている場合が多いと思う。その報告が、学習内容の列記の後、「今回の学びを業務に反映していきたい」のような、通り一遍の内容で結ばれてはいないだろうか。

　報告書の記載も、重要な人材育成の一環である。義務としての報告書から、報告書をきっかけとして、"学び"を深めていく（＝受講者の成長を支援する、もしくは業務の質を高めていく）ための対話が、上司と部下の間に生まれるとよい。

　例えば、報告書はブランクシートの場合が多いだろうから、部下には事前に、①受講目的、②受講概要、③受講評価（①で計画した、当初得るべきものは得られたか？）、④今後の活用の4要素を記載してもらうように伝え（ほかでもないPDCAサイクル）、研修後は可能な限り、この報告書（特に④の部分）を具体化するように会話してみるといいだろう。研修報告書を単なる提出書類のひとつとして、責任者の印鑑を並べて保管して終わり、では非常にもったいない。ぜひとも有効活用したい。

　※ちなみに、研修報告書の分析は、病院側にとっても有効である。職員がどのような外部研修を受講しているか、その傾向を、人材開発の担当者はつかんでいるだろうか？もし、特定のテーマで外部受講している職員が多ければ、その研修を院内で開催してはいかがだろうか。研修の公開コースの単価は、内容のしっかりしたものであれば、1日コースで3万円前後のものもザラである。会場の都合がつけば、講師を招聘して院内で実施したほうが安上がりであり、かつ、似通ったニーズを持つ受講者同士の（場合によっては他職種間の）交流も図られる。ちょっとした分析によって、組織として得るところは大きいと考える。

　図表1-3は、研修の現場活用を考えるうえで、現場上司として心掛けたいチェックポイントである。あなたが部下を持つ上司だとして、これらの項目にいくつ「YES」と答えられるだろうか？

　このように、研修を軸として、上司が部下に関わる場面は複数あることがわかる。むしろ、部下に身につけてもらいたい知識・スキルが、職場の指導で補いきれないものを、職場外の機会を通じて部下に習得して

図表1-3　研修を現場活用するためのチェックポイント

- □　部下がここ1年でどのような研修を受講したか、把握している
- □　部下が研修を受講する前に、その意義や学んでほしいことを伝えている
- □　部下から、受講した研修について報告を受けている（または自分から質問している）
- □　部下の研修受講後、その学びを部署メンバーに共有する場を設けている
- □　部下の研修受講後、得た知識・スキルを現場でどのように活用するか、アクションプランを話し合っている
- □　自身が受講した研修も、受講内容をメンバーと共有し、事後の具体的な活用に結び付けている

もらうともいえるので、事前の動機づけを促す会話や事後の活用への関わりなど、上司として、部下の学びを部署の成果にしていくための働きかけは、まだいろいろとできる余地があるのではないだろうか（この点は、第10章でも詳しく扱う）。

　なお、「上司も学び手」である点は、研修との関わりを考える際に活用してもいいだろう。上司は研修を受けさせる側と考えがちであるが、上司自身も発展途上、医療政策や地域医療の動向をつかみ、マネジメントスキルを向上させるためにセミナーや研修を受講して学びを深め、現場での活用を企図している学習者としての一面がある。そこで、可能な範囲で自身の受講した研修について部署ミーティングを利用して、内容の紹介や活用の展望などを話してみてはいかがだろうか。上司として、研修活用の面からも率先垂範することで、部下のロールモデルとなれば、組織としての学習がより機能していく。

　病院として受講が定められている研修は特に、受講することがゴールになりがちである。そこで、受講者をそのままにせず、現場上司と人材開発担当がいかにスクラムを組んで、受講者の"動機づけ"に関わるか

が中長期的な病院経営の質を左右するであろう。

 ## 使うも八卦、使わぬも八卦……？！

　「当たるも八卦、当たらぬも八卦」を辞書で調べてみると、「占いは的中することもあるし、外れることもある」との記載がある（『大辞林 第三版』より）。この伝でいくと、研修を自己研鑽の一環と捉えている限りは、使うも八卦、使わぬも八卦ではないだろうか。

　研修に対する現場の認識は、「占い」に似ているなと思うことがある。何が出るかは運任せ、しかしながら結果は気になる。どう活用するかは本人任せ、しかしながら成果は気になる……でいいのだろうか？

　研修を占いにしてはならない。あくまでも、病院として貢献する人材を育成し、種々の戦略を実行するための手段である。

　以上、研修を企画する場合は成果までのロードマップを描き、ステップを着実に踏まえて進むこと、あくまでも研修はその通過点であること、このロードマップを着実に進んでいくためには、現場（上司）の関わりがカギを握ることを、第1章の総論として説明した。

　次章からは、階層別の具体例をとおして研修企画・実施のコツを述べていく。

第2章

管理職研修
—"他者を通じて物事を成し遂げる"ために—

　ここから、研修企画・実施の具体例に入っていく。本書では、職員の成長段階に応じた支援を主に取り上げるため、ここでは階層別研修を取り上げる。まずは管理職研修の意義を説明したうえで、新任管理職向け、既任管理職向けの2つの実践例を紹介する。

なぜ「階層別研修」が必要か？

　医療安全・感染管理や個人情報保護、コンプライアンス、保険診療等、病院職員として誰もが踏まえておくべき事柄は、全職員対象の研修として毎年実施されることが多い。これらに加え、今後とも職員が着実に育っていくためには、職員の成長段階に応じた教育機会の設定が必要である。

　一般に、職員の成長ステップを記載すると、図表1-4のようになる。新卒の入職時は学生から社会人への移行期であるため、お金を払って価

図表1-4　職員の成長ステップの一例

階層 （役職例）	一般スタッフ （非役職者）				中堅層 （主任・係長）	管理職 （課長以上）
求める行動レベル	■学生から社会人・組織人としての心構えを身につける	■上司・先輩の助けを借りて、担当業務がこなせる	■ほぼ上司・先輩の助けなく、定形の担当業務がこなせる	■担当業務の改善や、他のスタッフのフォローができる	■部署内のグループを任せられ、業務改善や後輩指導を行う	■部署責任者として成果責任を持ち、部下指導にあたる
	自ら動く					人を動かす

値を享受する立場から、組織内でしかるべき価値を提供し、その対価として報酬（賃金）を得る存在へと転換が求められる。そのうえで、職員は所属組織のルールや価値提供の仕方（≒業務）を徐々に身につけていく。その職員は次第に上司・先輩の指導のもと、業務を進められる状態から徐々に、定形業務は自力で一通りこなせる“一人前”の状態になる。

　さらには、イレギュラーな事象への対処やより効率・効果的な業務手順への工夫を通じて仕事の質をさらに上げていき（この間、配置替えや異動を通じて、新たなスキルの獲得もあるだろう）、小グループを束ねる存在として、自身の業務に占める業務改善や後輩指導の割合が高くなり、果ては管理職として部署の成果責任を持ち……というステップを経て、段々と責任ある仕事を担うようになっていく。組織の業務体制に若干の違いはあれど、おおよそ、このようなステップを踏んで職員は成長していく。

　このような成長ステップは、どの職員も手放しで一様に達成できるものではなく、育ってきた背景や経験によって差が出てくるのが通例である。そこで、組織としては職員の経験値（経験年数）に応じた職務遂行のレベル感を示す必要があり、その一環として何がしかの教育的なサポートが必要になる。その教育的サポートの一手段が、階層別研修である。

　職員の側からしてみれば、定期的に教育の機会を得ることで、自身の知識・スキルを客観的に振り返ることができ、結果として自身の力量を底上げするきっかけともなる。

　アメリカの経営学者ロバート・カッツは、仕事をするためのスキルを、図表1-5のように3つあげている。テクニカルスキル（業務遂行能力）に加え、職責が上がるごとに、仕事でヒューマンスキル（対人関係能力）とコンセプチュアルスキル（概念化能力＝判断・意思決定に関する能力）を発揮する割合が高くなる。また、ヒューマンスキルはどの職責でも重視される。カッツは管理職に対してこのモデルを示している

図表1-5　ノンテクニカルスキルの養成

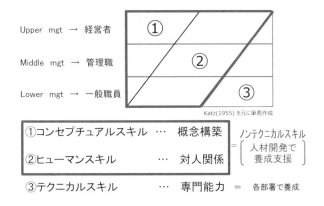

が、対象を一般職員に広げても当てはまると筆者は考えている。

　病院職員の例でいうと、新人から若手にかけて、まずは独り立ちを目標として、職種なりのテクニカルスキルの習得が急務であるが、経験を経るにつれ、職種横断のチーム、プロジェクトや委員会活動等、多面的に物事を考えながら、他部署・他職種・他施設とやりとりをして仕事を進めていく機会を得る職員が増えてくる。これらの業務遂行のためには、上記であげたテクニカル以外のスキル（ノンテクニカルスキル）の発揮が、より重要になってくるのである。

　以上より、階層別研修を企画・運営する際には、特に各階層で必要とされるノンテクニカルスキルを吟味することが必要である。各部署ではテクニカルスキルの養成に注力することが多いが、各階層に必要とされるノンテクニカルスキルの養成は、人材開発担当が支援すべき内容である。

役割変化の大きい「管理職」

　さて、成長ステップの中でも管理職への移行は、職員にとっても役割の変化が大きく、かつ、管理職としての力量の発揮度合いが組織目標の

達成に大きく影響する。そのため、本書では管理職研修を具体例の最初に持ってきた。

　管理職の主たる業務であるマネジメントとは、ヒト・モノ・カネ・情報等、限られた経営資源を最大限に工夫して、一定期間内に成果を上げていくことをいう。部署を預かり、マネジメントを通じてその成果責任を持つ管理職としての仕事をひと言で言い表すならば、「他者を通じて物事を為し遂げる」（Getting things done through others）であろう（中原2014、pp.30-31。下線は筆者）。

　特に、「他者を通じて」が役割変化の一番大きな点である。入職以降（医療職は学生時代を含めて）、今までは自身が一人前となるために自己研鑽を重ね、自身で担当できる範囲を増やすことで経験を積んできた。ところが、管理職以降は自分で直接は手を下さず、部署としての目的・目標を明確に示しつつ、部下（果ては上司・関連の部署・他施設等）に種々働きかけて成果を出すことが主に求められるようになる。管理職としての教育を受けてからその役職に就く場合はまれであるため、新任の管理職は多かれ少なかれ、昇任直後は試行錯誤しながら業務を進めていくことになる。

　部署の状況によっては、自身も担当を持ちながら、並行してマネジメント業務を遂行せざるを得ない、いわゆるプレイング・マネジャーの状態にある管理職も多いと思う。しかし、部署のあるべき状態を作り上げるためにも、主軸は「他者を通じて」仕事を進めることを念頭に置きたいものである。

● 管理職への移行を、「研修を通じて」サポートする

　この役割移行がより円滑に進むよう、組織として早い段階でのサポートが必要である。その一環が、管理職研修である。

　筆者が管理職研修を設計・運営していくうえで特に重要と考えるのは、次の4点である。

（1）経営層が必要と考える内容で構成すること

　ひと口に管理職研修といっても、その内容は施設によってかなり異なる。施設としての成果を上げていくために、その実行部隊である各部署の働きは、のちのちの成果創出に大きな影響を及ぼす。

　一方で、その学習の時間も無尽蔵にあるわけではなく、限られた時間で、その施設の管理職が優先して習得すべき事項を絞り込む必要がある。そのため、設計段階では、経営層の意向を吸い上げておくことは必須である。経営層自体が研修設計時に関与すると、管理職研修にかける期待も違ってくる。次回実施時のご意見うかがいも容易になるだろう。

（2）管理職「自身」の課題を、事前に明確にすること

　コンプライアンス、労務管理、メンタルヘルス、コーチング、リスクマネジメント、医療提供体制の変化、診療報酬……と、管理職としてこれから習得していくことは多い。

　一方で、管理職に就任した当初は、いったん自身の振る舞いを振り返るチャンスでもある。そこで、研修設計する際には、可能な限り「自己理解」の機会を設けてはいかがだろうか。

　プレーヤーとして相応の実績を上げた結果、現在の役職を任されてはいるが、果たして自分の長所・短所は明確に意識できているだろうか？　自分にとってのアタリマエが、部下にとってのアタリマエとは限らない。自身の行動の癖を知っていると、部下に接する際も、その点を踏まえて指導・助言ができる。

　また、管理職として職務遂行して特に違和感を持った点は、大事にしてほしい。ひと口に初任管理職といっても、培ってきた経験や対応すべき領域によって、少しずつ課題感は異なってくるだろう。

　そこで、受講者個々で知りたいこと・改善したいことを研修受講前に明確にしておくと、学習にメリハリがつき、全管理職受講必須の研修であっても、主体的に受講する意識が高まると考える。

　さらに、事務局側でも、研修を通じて具体的に何が学べるか、可能な

限り明確にしておきたい。研修チラシとして、講師名と研修テーマがただ端的に列記されているものをよく見かけるが、あれで学習内容がイメージできるだろうか。学習を喚起させるのであれば、提供側としても講義内容を可能な限り明示し、場合によっては参考文献の明示等をしておくと、受講者にとっても学習に対してのレディネス（受講のための準備姿勢）が作りやすい。

（3）管理職同士の交流機会を増やすこと

　前述したように、管理職になると「他者を通じて」職務遂行する度合いが高まるため、職務上、やり取りする関係者が増えることが多い。その関係性を構築するうえで、お互いの部署（職種）の事情を理解しつつ物事を進めていけることは、現場で「チーム医療」を推進するうえでも極めて重要である。

　さらには、職種は違えども管理職同士、特に初任の場合は、「他者を通じて」のあたりで、部下育成に関する課題感が似ていたりするものである。それでいて、なかなか悩みをオープンに話せる機会も多くはないだろう。「このような悩みを持つのは自分だけではないんだ！」と安心感が持てたり、ディスカッションを通じて実践知が共有され、自身の現場で使えるヒントが得られたりするかもしれない。

　管理職として必要な知識・スキルを習得する以上に、研修という、現場から離れた「非日常」の空間において、受講者でざっくばらんに意見交換を行うことは、以上のような複数の効能がある。座学一辺倒ではもったいない。対象者が一堂に会するメリットを十分に活用したい。

（4）研修を現場実践につなげること

　実は、管理職研修に限らないが、研修は受講そのものがゴールではなく、得た知見をもとに、現場で活用してはじめてその役割を果たしたといえる。管理職研修の成果とは何か、種々議論が起こるところではあるが、設計側としては、受講者が日々の業務に流されずに受講内容を活用

できる工夫を講じておきたい。

　研修は（特に管理職対象のものは）、平日の時間外、もしくは土日を
かけて実施することが多いと思う。正直、義務感に駆られて参加する受
講者も少なからずいるだろう。そのような受講者に、「新たな役割を遂
行しながらの研修受講は正直、大変だったが、得たことは大きかった！」
と思ってもらえるプログラムにしたいものである。

　以上を踏まえ、これから管理職研修の実践例を２つ紹介する。【実践
例１】は、新任の管理職が必要な知識・スキルを順序立てて学習し、実
践につなげていくための取り組みを、続く【実践例２】は、組織の問題
解決をテーマとした新任・既任の管理職の取り組みをお伝えしたい。

実践例1　神奈川県済生会　「新任管理職者研修」

■ 実施背景

　神奈川県済生会（以下、支部）は、済生会の県支部の１つとして、県
下 21 施設、約 4,000 人の職員を管轄している。本研修は、管下施設で
役職に昇任した者を対象に、施設横断の合同研修として過去数年来実施
されていた。しかしながら、受講対象を全職種の主任以上としていたた
め、受講者の職位によっては受講内容と現場実践すべき項目にギャップ
が見受けられた。

　2016 年度、本研修の受講対象を新任の課長、師長、技師長等（医師
は副部長以上）としたうえで、筆者を含む３人の事務局メンバーで研修
内容を再構築することになり、2017 年度から新たなプログラムを立ち
上げた。

■ 研修の３つの特徴

　再構築後のプログラムで特に留意したのは、(1)管理職に必要な行動の
言語化、(2)研修ストーリーの再構築、(3)現場実践につなげる仕掛けの設

定、の3点である。以下、順に説明する。

（1）管理職に必要な行動の言語化

　まず、支部事務局において、「管理職として目指すべき行動」を明確にすることから着手した。具体的には、管理職に必要とされる要素を、事務局にて行動ベース（コンピテンシー）でブレインストーミングし、候補となる行動要素を列記したアンケートを県内施設の幹部職員に配布した。結果、院長・副院長・看護部長・技師長・事務（部）長等44人から回答を得た。

　その結果を再度事務局で精査し、最終的には「5つの力」として言語化するに至った（図表1-6）。5つの力にそれぞれ3つの具体的行動を

図表1-6　「5つの力」とその具体的な行動

能　力		具体的な行動
①自ら成長する力（土台力）	セルフコントロール	さまざまな要因で受けるストレスや疲労を軽減し、適切な精神状態を保つことができる。
	自己分析	自己の思考、発言、行動を振り返り、自ら改善することができる。
	自己研鑽	管理職として、自己啓発（資格取得・研修参加等）の機会を積極的に活用している。
②目標管理ができる力	部署の目標設定	経営方針・ビジョンに沿った部署目標を設定し、その意図を部下に正しく伝えることができる。
	部下の目標支援	部署目標に沿った部下目標の設定支援、かつ、適時、期限と質を考慮した進捗のアドバイスができる。
	部下評価	部下の目標に対して、客観的な評価と次へ向けてのフィードバックができる。
③部下と関係構築できる力	部下の状況把握	部下の強み・弱みを客観的に把握することができる。責任範囲の中で部下に業務を委譲し、大きな失敗がないように足場かけができる。
	適性に応じた指導	部下の能力・特性に応じた指導ができる。
	場づくり	チームのメンバーがお互いに協力して積極的に業務を進める場をつくることができる。
④相互連携できる力	相互理解	他部署、他施設の業務内容や特性を理解できる。
	対話力	他部署との調整に関わるさまざまな意見や提案を集約し、合意形成を図ることができる。
	対立解消力	他部署とのコンフリクト（衝突、葛藤、対立など）を協調的に解消することができる。
⑤リスク管理ができる力	迅速対応力	発生した問題に対し、必要に応じ他者の協力を得ながらリスクを最小限に抑え、迅速に対応することができる。
	再発防止力	発生した問題の原因を究明し、組織に合致した再発予防策を立案・実行できる。
	予見力	今後起こり得る問題を未然に防ぐべく、対策を立案・実行できる。

図表1-7　ハンドブックの構成（目次の抜粋）

1　神奈川県済生会の人材育成ビジョン 2　求める人材像 3　管理職層に求める「5つの力」 　　求める能力／能力間の関連性／各項解説	4　研修概要 　　本研修の目的／プログラム全体像／会場 　　案内／本研修の学習サイクル／各講座の 　　内容

定義し、計15の行動からなる体系としてまとめた。そのうえで、本研修は「5つの力」を養成するための手段と位置づけた。

　言語化したところで取り組みとしてはまだ半分、受講者へ周知されてはじめて意味がある。事務局で議論した結果、それぞれの具体的行動に2～3行程度の解説をつけたうえで、支部としての求める人材像や研修の実施要綱、各講義の内容を盛り込んだハンドブックを作成し、受講者に配布することにした（図表1-7）。研修の開講日冒頭にも概要を説明し、各種シート（後述）の記載時にも、「5つの力」を参照するように促している。

（2）研修ストーリーの再構築

　本研修は、済生会の職員、および外部の方が講師を務めている。再構築前は、外部講師の登壇日程の都合に合わせていたため学習内容が前後していた。再構築を機に、学習する順番を再考のうえ外部講師には早めにアプローチし、講義日程を確保してもらった。毎年、講師および内容を微調整しているが、おおむね同じストーリーで研修を組んでいる（図表1-8）。

　まず、受講者が「済生会の管理職」としての役割を再認識すべく、冒頭に2講座を設けた。具体的には、①受講者の所属する「済生会」の使命とその歩み、そして今後の事業展開を伝え、次に、②医療機関という組織の特性を踏まえ、管理職たるものの役割について講義を行った。続いて、③社会環境・事業環境の変化と医療機関におけるマネジメントの全体像、そして④管理職が踏まえるべき診療報酬上のポイントを講義した。

図表1-8　本研修の目的とスケジュール（2018年度の例）

【研修目的】
①神奈川県済生会の管理職者として必要な知識・スキルを習得し、日常のマネジメントに活用する。
②各施設の管理職者として研修を通じて交流を図り、「顔の見える関係」としてさらなる連携を図る。

研修日 （月1回・土曜 AMに実施）	研修テーマ （丸数字は講数、カッコ内数字は講義時間（分））
第1日（6月）	オリエンテーション ／ ①済生会の使命と役割（90） ／ ②組織論（90）
第2日（7月）	③経営マネジメント（120） ／ ④診療報酬（120）
第3日（8月）	⑤自己理解とセルフコントロール（240）
第4日（9月）	⑥メンタルヘルス（120） ／ ⑦コンプライアンス（120）
第5日（10月）	⑧目標管理（120） ／ ⑨コーチング（120）
第6日（12月）	⑩リスクマネジメント（240）
第7日（1月）	⑪フォローアップ（240）

　その後は、主に「人のマネジメント」を中心とした講義（⑤自己理解、⑥メンタルヘルス、⑦コンプライアンス、⑧目標管理、⑨コーチング、⑩リスクマネジメント）を経て、最後は⑪フォローアップとして、管理職としての行動習慣形成に関する講義を行い、研修の締めとした。

　特に、人のマネジメントに係る講義では、学習事項をスキルとして現場活用できるように講義一辺倒を避け、グループワークやロールプレイを随所に取り入れた。再構築前の研修は各回70人前後が受講し、かつ講義中心であったが、再構築後は各回とも20数人の受講者で運営しているため、演習が組みやすくなったことも奏効した。

　ここで、⑤自己理解の講義について補足する。前述したように、管理職になると、部下を指導する役回りになる半面、自身の行動に対しては、周囲からのフィードバックを受ける機会が激減する。自分にとってのアタリマエが、部下もアタリマエと感じるとは限らないため、自身の特性（長所・短所）を意識した行動が求められる。そこで、人のマネジメントの各論を学習する前に、アセスメントツールを用いて自身を客観視するための機会を1講座設けた。

　講義の実施にあたっては、自己理解のツールとして、ストレングスファインダー®を採用した。アメリカの世論調査と組織コンサルティン

図表1-9　ストレングスファインダー®

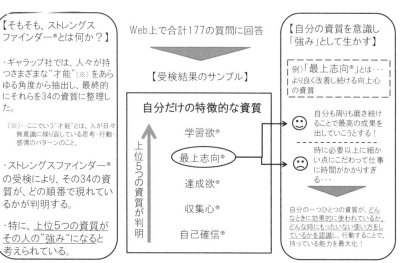

グを展開するギャラップ社が「人は自分の弱みを改善するよりも自分の強みに意識を向け、それを生かすことで最大の能力を発揮する」という考え方に基づき開発したツールである。人間がそれぞれに持ち合わせている資質（思考・行動・感情のパターン）を明らかにし、"強み"として使いこなしていく、という思想に共感し、採用に踏み切った（図表1-9）。

受講者は事前に Web 上で質問に回答、研修当日はその結果を用いて講義と種々のディスカッションに加わることで、自己理解と周囲との関係性向上に役立ててもらうことを企図した。研修直後のアンケートでは「資質について理解ができ、相手の見方がわかる」「心のストレスの原因を言葉で表現できるようになった気がする」「自分の強みや苦手分野を意識することで、科のチームでの役割を上手に行える参考にしたいと思う」など、好意的な回答が多く寄せられた。

なお、自己理解を深めるために、ほかにも多くのアセスメントツールが存在する（例：コーチングの4つのタイプ分け、エゴグラム、EQ等）。人材開発担当としては、一度研究してみることをおすすめする。

図表1-10　3種類のアンケート

実施タイミング	第1日 第2日 第3日 … 第7日		
	＜第1日直後＞	＜各 研 修 日 後＞	＜終講後1カ月以内＞
アンケート種類	プレシート	各回アンケート	ポストシート
目 的	自身の課題の明確化	研修満足度の明確化	実践内容等の明確化
内容・形式	課題感を自由記載	講義内容・会場等の評価を選択式および自由記載	実践内容を自由記載

（3）現場実践につなげる仕掛けの設定

　研修を受けっぱなしにせず、現場での実践を促進するための仕掛けとして、3種類のアンケートを実施した（図表1-10）。まずは、各研修日の終了後に実施するアンケート。講師・内容・環境・事務局対応等の研修満足度を測定した。集計結果は各講師にフィードバックするほか、毎月実施の支部教育会議にて共有のうえ、以降の運営に影響する回答については再発予防策を講じていった。

　また、研修活用を促進するシートとして、「プレシート」と「ポストシート」を用意した。プレシートは、本研修の①済生会の使命と②組織論を受講した直後に、前述の「5つの力」や研修内容を参照したうえで、管理職として特に克服したい点を受講者に記入してもらった。そして、一連の講義が終講した後には、当初プレシートで記載した内容や現場実践の様子を振り返り、ポストシートの記入により、自身の課題克服と研修の現場活用の度合いを言語化してもらうことを目指した。

■実施後の考察

　研修目的である①管理職しての知識・スキルの向上と②各施設間の交流に関して、図表1-11に該当するポストシートの回答例を示した。受講者の自己申告ながら、おおむね研修目的に沿った結果が出ていると見

図表 1−11　ポストシート回答（抜粋）

■ |本研修の学習内容について、特に活用された事例をお知らせください」

No.	講義名	回　答	職　種
1	組織論	現在の仕事における自分の役割について、ミドルリーダーという認識に対応させて考えることができ、チーム（診療科）の中での自分の行うべき役割を整理して考えることができた。	医　師
2	自己理解	自身を知ることができ、さまざまなタイプがあることが把握できた。業務を行う場合や部下などに指示する場合、多角的な視点から評価することができ、個人に合ったアプローチ方法が行えたと思う。	医療技術職
3	メンタルヘルス	部下のメンタル的な不調がないか、以前より気にかけるようになった。また、何か院内業務で不満に感じていることがないか、日々のちょっとした会話の中でくみ取るよう心掛けるようになった。	医療技術職
4	目標管理	部内の経験年数構成が大きく変化し、若いスタッフが増えたため、各段階でのスキルアップの計画を立てた。PDCAサイクルを実践している。	医療技術職
5	コーチング	研修医が当科を研修する際に使用した。研修の目的や目標が明確になった。また、研修医自身の考えを整理することができ、理解しているところ、不足しているところがわかりやすくなった。	医　師
6	フォローアップ	自己の年間目標や部署目標を掲げているが、いつも目標の評価日が迫るころに振り返ると、できていないことが多い。そこで、1カ月の短期目標をあげ、振り返る時間を作っている。今後も部署目標やスタッフの目標管理でも活用し、達成度を上げていきたい。	看護職

■ 「本研修を共に受講した職員からは、どのような刺激を受けましたか?」

No.	回　答	職　種
1	■他の施設のスタッフが取り組んでいることや今後の課題なども、グループワーク以外の時間でも情報交換ができたため学びとなった。	看護職
2	■違う職種同士での話し合いは同じ議題でも対象が異なるので、意外な事例や考えが聞けて大変勉強になった。あらためて医療とは、個々がチームの1人として成り立っていくのだと実感した。	医療技術職
3	■他病院、他職種の方と、現在それぞれが置かれている具体的な状況を元に情報交換ができたことが大変有意義であったと感じている。同じ職種でも職場が変われば多様なものの見方、取り組み方があるのだと感じ、同じ職場の職員との交流だけでは得られない貴重な機会であった。また、同じ悩みを持ち努力する方々が、神奈川県済生会にはいるのだということを再認識、自分も頑張ろうという気持ちを持つことができたと思う。	事務職

られる。今後の課題としては、大きく2点である。

（1）「5つの力」をもとにした効果検証による、プログラムの改善

　本研修により、受講生は「5つの力」のどの力を特に伸長させたか？各項目に照らした検証によって得られる情報は、上記の各回アンケート、プレ／ポストシートの回答同様、次回以降のプログラムを検討する重要な情報である。さらには、中期的には「5つの力」そのものの見直しが必要になってくる。

（2）事務局業務の標準化、およびさらなるスタッフの参画

　事務局は支部の職員、および各病院からの応援スタッフで構成されている。業務工程の標準化を進め、さらにムリ・ムラ・ムダのない運用を目指したい。さらに、より多くの人材（特に、各病院の総務・人事スタッフ）に研修スタッフとして関わってもらうことで、事務局の負担軽減と支部内施設全体の研修企画・運営スキルの向上を目指したい。

　2021年度からは、新型コロナウイルス感染症拡大防止策として、従前の集合開催をオンライン形式に変更した。種々の課題はありつつも、支部所属の新任管理職が「受講してよかった」と思えるプログラムを目指し、継続的に改善を図っているところである。

　次は【実践例2】として、管理職の戦略実行力を向上させる試みを紹介する。医療法人社団東山会 調布東山病院の人材開発課課長である阪下絵美氏にお話をうかがった。

実践例2　調布東山病院「実行力強化研修」

■ 実施背景
（1）組織の概要
　医療法人社団東山会は、急性期病院である調布東山病院（東京都調布

市、病床数83床）、および透析クリニック2施設と訪問看護ステーション・居宅介護支援事業所を運営し、職員数436人（2022年4月時点）を擁する医療法人である。同院は、地域の医療機関、介護事業所、救急隊、地域包括支援センター、行政等と連携し、予防医療から在宅医療までトータルヘルスケアサービスを提供している。

　組織としては「ひと成長型組織」を目指し、人財育成を積極的に推進している（人は未来を創る財産という意味で、人財としている）。特に、現理事長の小川聡子氏が2009年に創業者である先代から経営を引き継ぎ、当法人の存在価値を再定義するとともに、組織基盤を強化して職員の成長を支援することで、地域へ貢献し続けることに取り組んできた。その中で、技術力の育成のみならず、組織人としての人財育成が重要な取り組み課題であると認識されてきている。現理事長の就任以降、職員には種々の研修を実施することで、各階層におけるマインドセット、およびスキルの向上を図ってきた。

　2012年からは管理職、監督職、一般職に向けた階層別研修を、さらに2014年からは「東山塾」として、人間力と技術力を向上させ未来を創ることを目的に、四画面思考（開発者 近藤修司：ありたい姿・なりたい姿・現状の姿・実践する姿を4象限それぞれに記述することで、自分事で未来を創る思考をまとめ、行動開発・振り返り・宣言の3つの行いを高めていく方法）を取り入れた選抜型研修を実施している。その他、新入職員向けの導入研修、人事評価制度に基づく考課者訓練も実施している。

（2）管理職に抱いていた課題感

　管理職に関しては、まずは研修を通じて自身の期待役割が何かを議論し、その成果物として"役割基準書"の策定に至った。その後も毎年研修を継続し、病院内外の環境変化を踏まえて自部署のやるべきことを定め、方針に落とし込むビジョンメイキングの研修を実施してきた。これらの研修を通じ、管理職としての役割認識と責任感は十分に醸成されて

きたと感じている。

　一方で、立案した計画を実行に移し、部署目的、ビジョンを実現して
いくためのスキルが不足している点に課題感があった。年度初めに部署
ごとに行動計画を策定し、月次の経営会議にて進捗を報告する仕組みは
あるものの、計画実現の方法は管理職の経験値に委ねられており、達成
状況にばらつきのある点が課題視されていた。そこで、2018年の院内
教育方針を「実行する"能力"を身につける」と掲げ、管理職の実行力
向上支援として研修を企画するに至った。

　当初はロジカルシンキング、つまり、問題解決のフレームワークなど
を習得する研修を考えていた。しかし、東山会の文化、特に現理事長が
推進してきた各自の専門性・持ち味を生かしたチームワーク主体の全員
主役文化（例：年1回の職員総会開催、地域の関係者も巻き込んだ各種
ミーティング等）を鑑みるに、ロジック寄りの問題解決手法よりも、職
員同士の対話によるリフレクション（内省）を主軸に据えた手法のほう
がマッチしていると考えた。

■ 実施概要

　上記の背景を受けて、本研修の目的を「部署のミッション・ビジョ
ン・目標の達成に向けて、必要な課題解決能力を身につけ、自部署が抱
える課題に対して解決策を導き、行動計画に落とし込むことができる」
とした。

　そして、研修目標を「年度目標達成に向けて、1.進捗確認、2.課題
抽出・解決案、3.計画見直しを効果的に実施できるようにする」と定
めた。目標設定から達成までのプロセスにおいて、年度半ばで計画の進
捗状況を振り返り、さらなる実行に向けた課題の明確化を行ったうえ
で、以降の実行力を高めていこう、という流れである（図表1-12）。

　年間計画で例年、管理職研修の実施時期を11月と定めており、かつ、
年度計画も折り返し地点を過ぎたタイミングのため、想定した実行力支
援のテーマを扱うのに絶好のタイミングとなった。じっくりと話し合い

図表 1-12　本研修の対象範囲と目標

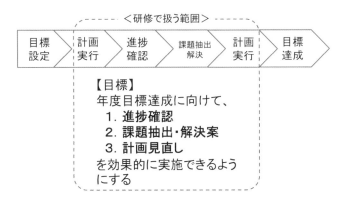

図表 1-13　研修スケジュール概要

時間帯		内　容
1日目	午前	・オリエンテーション ・講義（管理職として必要な問題解決思考）
	午後	・年度目標の振り返りと気づき ・目標に対する掘り下げ ・目標達成に向けた計画の策定
2日目	午前	・講義（部下としてのリーダーの導き方） ・計画発表 ・振り返り・総括・閉会挨拶

の機会を確保する意図から、実施は土日1泊2日の合宿形式（2日目は午前中まで）とした（図表1-13）。

　研修の対象者は、課長級の管理職（医師除く）31人である。研修効果を考慮して17人と14人の2グループに分け、週を改めて実施した。さらに、幹部（部長級）が2日間で7人、ファシリテーター（進行役）として参画した（詳しい役割については後述）。

　なお、研修全体の進行および適宜実施する講義は株式会社日本経営に依頼した。以下、研修の主なポイントを3点、説明する。

（1）事前課題「部署目標の振り返り」

　部署目標のうち、進捗しているものと進捗の思わしくないものについ

て、それぞれやったことと実現したこと、そしておのおのの進捗の要因
を、各受講者がＡ４版のシート１枚にまとめ研修に臨んだ。

（２）講義「問題解決思考」

　目標振り返りの前に、問題解決思考の要点を確認した。主な内容は、
次のとおりである。

①「やること」（プロセス・行動）と「実現すること」（アウトカム・
　成果）は明確に区別する

②問題を、技術的課題（技術的な問題）と適応課題（人の思いや関係
　性が絡んで起こる問題）に分けて対応する

③適応課題の解決には、関係者の話のきき方が重要（例：「聞く」と
　「聴く」の違い）

④目標の達成基準は数値・状態・スケジュールのいずれかで設定する

⑤「どうして○○になったのか」（原因分析）以上に、「どうすれば○
　○を達成できるか」（問題解決）の視点で思考を進める講義によっ
　て受講者の目線がそろい、以降のグループワークにおける質疑応答
　のレベル感を一定以上に保つことができる

（３）グループワーク「目標に対する掘り下げ」

　本研修の真骨頂である内省のグループワークである。内省はリフレク
ションとも呼ばれ、自分自身で今までの行動を振り返り、良かった点、
変えるべき点を自身の中で整理することである。また、他者と対話する
ことにより、１人で振り返るよりも一気に内省が促される効果がある。

　今回は、研修として意図的に用意した場において対話を進めることで
内省が深まり、自分では気がつかなかった点があぶりだされ、受講後の
現場で新たな行動が促進されることを企図した。

　具体的な進め方を見てみよう。事前課題で取り組んだ各自の部署目標
の進捗状況をグループ内で共有した後、幹部である部長７人が、進行役
として各テーブルに１人入る。その後は図表1-14のステップに沿って、

図表1-14　グループワークの手順

■役割：ファシリテーター……部長、回答者…グループから1人ずつ、順番に
　　　　サポーター……他のメンバー
■手順：回答者1人に対し次のステップ1～4を行い、次のメンバーに交代する

ステップ	内　　　容
1	回答者は、ファシリテーターからの質問に回答する
2	サポーターからフィードバックを受ける
3	サポーターが、回答者に質問する
4	回答者の気づきを、進行役、サポーターと共有する

受講者が進行役、およびメンバーの質問に回答する。

　ファシリテーターからの質問内容は事務局で用意し、かつ、回答者に対してアドバイスは行わない。サポーターからの質問も尋問や糾弾はせず、事実確認や掘り下げ質問に限定した。これらにより、あくまでも回答者の返答から気づきが促されるように工夫した。

　これらの対話を人数分行ったうえで、各自で下半期の行動計画を練り直し、翌日の発表で締めくくる、というのが本研修の一連の流れである。

■受講後の効果、および今後の展望

　事後アンケートと行動変容の両面から、本研修の効果を振り返ってみよう。

（1）アンケート結果

　アンケートの自由記述回答をみると、①自分の見えないところに気づけた、②他部署の課題が共有できた、③質問の大切さに気がついた等のコメントが多く、想定した初期の狙いは達成したと考えられる（図表1-15）。

図表1-15　事後アンケート（自由記述抜粋）

> ・立ち止まっている自分を客観的に振り返ることで、活動継続の意欲を取り戻せた。
> ・他部署がどんなことで悩んでいるのか聴けた。自身にも当てはまる部分もあると思った。
> ・自分の苦手な部分、避けて通りたいところが問題になっているとわかった。
> ・今後、自部署で下半期に取り組むことが明確になってよかった。
> ・管理者は、とかくアドバイスをしがちだが、質問することで相手に気づかせることが大きな意味を持つということがわかり、実践に役立つと感じたことがよかった。
> ・スタッフの面談時、活用できるくらいになりたいと思いましたが……。

（2）行動変容

　本研修で課題としてあがった内容が事後に進展し、成果に現れてきた。ここでは2つの例を挙げる。

例1）　透析患者送迎の内製化

　　1人で通院できない患者がクリニックで維持透析する際、送迎バスを運行していた。しかし、運行は外部委託のため諸般の制約があり、クリニックの意向を十分に反映した状態とは言い難かった。そこで、送迎バスの運営を内製化すべく検討していたタイミングで、本研修が開催された。

　　ファシリテーターとして研修に参画していた経営本部長の福垣順三氏は、当時のグループワークの様子を次のように振り返る。

　　「透析クリニックの看護科長から『透析患者送迎の内製化』を1年前に相談されていたのですが、諸般の事情で実現が後ろ倒しになっていました。グループワークで私がファシリテーターを務めていたグループにその看護科長がいたのですが、透析患者に対する真摯な想いを吐露して、透析患者の送迎が進んでいないのは看護科長自身の取り組み姿勢にあると内省するのを聴くにあたり、心の奥底から突き上げてくるものがありました。自分の未熟さ、いい加減さを痛感し、自分自身が変わらなければと感じ、気づいたら、経営幹部、管理職がそろっている前で『透析患者送迎の内製化』を宣言していました」

その後、上層部を説得し、看護科長とともに現場を巻き込んで準備を重ねた結果、2019年4月に送迎の内製化が実現した。

例2）腹膜透析事業の進展

　高齢化に伴い、体の負担が少ない在宅医療を推進すべく、本研修をきっかけとして、受講者の1人が在宅での腹膜透析の提案をするに至った。現在、導入に向けて準備中である。

　「ただの研修で終わってしまっている管理職研修が多いなかで、経営幹部や管理職が自ら気づき、一歩前に踏み出していく行動変容につなげる研修になってきたと思っています」（前出の福垣氏）

（3）目標達成の状況

　管理職の部署目標の達成状況を比較してみると、2017年度は75.0%だったのが、研修実施後の2018年度は86.7%と、大幅に上昇している。

■事務局による振り返り、および今後の展望

　企画担当した阪下氏は、今回の研修をこう振り返る。

　「対話により課題認識が深まり、次の一歩を踏み出すきっかけになりました。今後は、この対話スキルを日常業務の中で、部下に対して発揮できるように身につけていくところが課題です」

　また、今までは階層別研修として、同階層の職員に対し一斉に研修を提供する形式を主に進めてきたが、現行の管理職には基本的なスキルセットの提供がほぼできてきたため、今後は新任管理職やフォローアップでの研鑽を希望する職員向けに、選択型での研修提供を検討しているという。

■全体の考察

　各管理職とも、期初に責任を持って目標を設定したのはいいが、達成に困難さを感じたとしても、日常業務や想定外の問題が種々発生する状況では後ろ倒しになってしまいがちである。今回は「進捗」をキーワー

ドに、日常の仕事のあり方や進め方を俯瞰することで新たな視点を得られたのが、本研修が奏効した要因だろう。

ここで、先人の知見を2つ紹介しながら、本研修を振り返る。

まず、「70：20：10」という、人材開発で有名な比率がある。米国ロミンガー社の調査で、経営幹部にリーダーシップの発揮に有用だった事柄は何かを質問したところ、70％が自身の経験、20％が上司等からのアドバイス、10％が研修との結果であったという。この知見を借りれば、この「70％」の質をいかに上げられるか、つまり、日々の業務経験から、さらなる目標達成への推進力を見つけて前に進めるかが肝と考える。そのためには、折に触れて内省を意識的に行うことがカギであると、今回の受講者に気づいてもらえたと思う。

また、人材開発の議論でよく引き合いに出されるアメリカの教育学者デイビッド・コルブの経験学習モデルに照らしても、内省に関する支援は有効であると分かる。図表1-16のように、コルブは経験・内省・教

図表1-16　経験学習サイクルの全体像

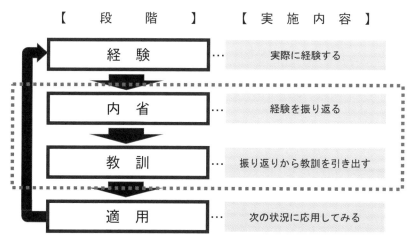

※点線内が、本研修で扱った領域

Kolb（1984）、松尾（2011）を元に筆者作成

訓・適用のサイクルを経て自分の経験を適宜振り返って"教訓"を引き出し、さらなる経験に応用していく学習モデルを提唱した。本研修ではこのサイクル中、「内省」と「教訓」に焦点を当てた。周囲からの質問により、受講者が自らの実践を振り返り、"次の一手"を見つけることにつながったわけである（「70：20：10」と「経験学習」については、第3部第19章で再度触れる）。

　進行役の幹部には、一定のスクリプト（台本）で質問を投げかけていただいた。経験値豊富なだけに、つい最初からアドバイスをしてしまいそうになるが、そうすると幹部の想定した「正解」をもとに今後の業務を進めていくことにもつながり、課長が自身で乗り越えていく力の醸成には足かせとなってしまうことも多い。言いたい気持ちを抑え、まずはじっくりと話を聞くことの大事さが、本研修の例からも読み取れる。

　また今回は、事務局の目配りと行動力も特筆に値する。外部講師に運営をお願いしてはいるが、企画段階では研修担当が自院の課題を十分に踏まえたうえで、提案に違和感があれば遠慮なく意見を述べ、プログラムの改善を進めてきた点、主体性を持って企画に当たっている様が垣間見られる。さらに、グループワーク実施に際しては、進行役である部長への事前説明を十分に行っていた。個別に企画趣旨と役回りのポイントを説明したうえで、会議体でも十分な合意を得る等、目配りがきいた運営につながっている。

　第1章で言及した、研修を通じて成果を目指すロードマップを自ら描き、行動することを体現しているように思う。このような人材開発担当が、医療界に増えてくれることを願っている。

中堅職員研修
—「経験の質」を底上げするために—

　入職直後の職員のために新入職員研修を開催し、管理職には"他者を通じて事を為す"役割を果たせるように、管理職研修を実施することが多い。それでは、その間にいる「中堅職員」の成長に関して、病院はどのような学習機会を提供できるだろうか。

● 中堅職員に必要な教育支援

　上司・先輩のサポートに頼らずに、自身の担当業務がおおむね遂行できる時期を新卒3年目あたりとすると、それ以降、管理職手前の役職である主任・係長までが一般に中堅職員といわれる。

　この時期には、一担当として職務を完結させる段階から担当業務が増えたり、後輩を指導したり、委員会の幹事を任されたりと、新たな役割や責任を持つ機会が増え、さまざまな背景を持つ関係者と協働しながら価値を出し続ける段階へと役割レベルの移行が起こる。また、中堅職員の期間は、次の役割である管理職としての基礎を作っていくうえでも重要な時期である。

　組織としてこの役割レベルの移行を促進すべく、人材開発の観点からは、特に次の2面からの支援が有効である。

(1) 自身の職務の再認識

　新卒3～5年目あたりの中堅初期段階では、自身の担当職務は十分に行える段階に来ている者が多く、かつ、仕事の慣れから「隣の芝生が青く見える」時期でもある。そこでいま一度、自身の仕事の意義を振り返り、中堅職員として、今後も自院内で活躍していける展望が持てる機会が必要である。

特に事務職はこの時期、経営資源でいうヒト・モノ・カネ・情報のいずれかに関わる部署にて担当業務をこなしているが、この時期に事務機能の全体を俯瞰する機会を得ることで、自身の部署・もしくは担当業務の重要性を再認識できる、いいきっかけとなる。

（2）「描いて進める」力の醸成

　さまざまな背景の関係者と協働していくために必要なのは、種々の条件を考えつつ、根本的な解決策を提示できる力（＝描く力）、そして、関係者のニーズを把握しながら、解決の方向を見据えてやり取りを前進させる力（＝進める力）である。

　これらは中堅職員の役割を全うするうえで根幹のスキルであるが、職員個人の役割認識や経験則により、発揮度合いにばらつきが大きい傾向がある。教育の機会を設けてこれらの力を醸成することで、業務経験の質を底上げする効果が期待できる。

　新卒入職時や管理職昇進時に比べると、中堅職員を対象に、決まった教育機会を提供している病院はまだそれほど多くないように思う。一方で、「次世代の幹部・管理職を担える職員が育っていない」との声も複数の病院から耳にする。次世代育成のためには、この中堅職員段階の経験の質を高めるべく、上司や人材開発担当がいかに支援していけるかがカギである。

　以下、これら2つの支援について、それぞれ具体的に説明する。まずは「職務の再認識」に関する実践例である。

実践例3	神奈川県済生会「"現場発の医療経営"シリーズ　ベーシックコース／アドバンスコース」

■企画背景

　わが国で医療・介護提供体制の改革が進む中で、これからの病院事務職は与えられた業務を確実に実行する、いわば作業職を越えて、経営を先導する存在となるべく、「マネジメント」能力の養成が叫ばれて久しい。

　このマネジメント能力は、課長職以前の職責から徐々に育成していく
必要がある。病院のマネジメントとは具体的に何をすることなのか、そ
して、事務職の取り組みがどのように病院経営に影響していくのか、に
ついての理解がまずは不可欠と考える。

　神奈川県済生会内の各施設の入職者は、各施設の新入職員オリエン
テーションを、そして新たに管理職になった職員は、第2章で述べた新
任管理職者研修を受講するが、その間の中堅職員の教育に関しては、施
設により実施状況がまちまちであり、計画的な成長支援ができていると
は言い難い状況にあった。事務職においては、支部内における施設間連
携（人事交流含む）も出始めた状況のため、次世代のリーダーを目指す
若手事務職が「マネジメント」を知り、実践を支援する機会を提供すべ
く、県内各施設の一定年次の職員を対象とする合同の教育コースを企画
することとなった。

　その結果、"現場発の医療経営"シリーズと銘打った2つのコースが
設立された。若手事務職員を対象にした「ベーシックコース」を2016
年度から、続いて主任・係長以上を対象とした「アドバンスコース」を
2017年度から開講している（図表1-17）。

図表1-17　各階層に応じた教育機会の提供

階層	役職	階層別研修
マネジャー	部長 次長 課長	「新任管理職者研修」…支部で合同開催
リーダー	係長 主任	アドバンスコース
スタッフ	なし	ベーシックコース
		「新入職員研修」…各施設で開催

（表中：「段階的」な教育を！　"現場発の医療経営"シリーズ）

Ⅰ. ベーシックコース

■対象者と研修目的

　ベーシックコースの対象は、新卒5年目相当の事務職員とした。3～5年目というと、自身の担当業務をほぼ自力で回すことができる段階にあり、人によっては1度目の異動を経験して、他部署との連携や他施設とのやりとりも出てくる時期である。この、他者と協力して仕事を進めて成果を上げていく「マネジメント」の一端を感じられる段階に、ヒト・モノ・カネの基本を学習するのがよいと、支部事務局の意見がまとまった。そこで、ベーシックコースの目的を、次のように定めた。

　　・神奈川県済生会の事務職員としての基礎となる経営管理上の必須知
　　　識・スキルを身につける
　　・県下の病院職員同士の連携・協働を促進する

■運営上の工夫

　ベーシックコースの運営にあたり、事務局では特に次の3点を工夫している。

（1）講義内容　―経営資源＋αで構成―

　目的のひとつ「経営管理上の必須知識・スキル」を修得するにあたり、プログラムはヒト・モノ・カネ・顧客を基調とした、90分×10コマの講義で構成している（図表1-18）。回を重ねるごとに、必要に応じて講義構成の微調整を行っている。

　まずは、あらゆる経営資源を扱う「ヒト」の重要性を強調すべく、関連の3講義を組んでいる。その後、組織人として行動するうえで不可欠なコンプライアンスの重要事項を再確認するためにコンプライアンスの講義、そして「カネ」系講義として医事（診療報酬とDPC）と会計（財務会計・管理会計）、「モノ」系講義として購買管理、最後に「顧客」系講義として地域連携を扱い、最後に振り返りとしてキャリアデザインの講義・演習を提供している。

図表1-18　ベーシックコースの内容

ヒト・モノ・カネ＋αから、計10コマで構成

（2022年度）

		1日目	2日目	3日目
午前		オリエンテーション	④診療報酬	⑧コンプライアンス
		①組織論	⑤DPC	⑨購買管理
午後		②人事管理	⑥財務会計	⑩地域連携
		③人材開発	⑦管理会計	振り返り（キャリアデザイン）
		ヒト	カ ネ	モノ＋α

（2）講師陣　―2つの標準化―

　ベーシックコースの講師は、すべて県下病院の事務職員から、各施設の事務（部・局）長に打診のうえで選ぶことにした。推薦される職員は、受講生の少し上のキャリアを歩む主任・係長級でお願いしている（写真1）。講義内容は通り一遍の業務解説ではなく、あくまでも現場視点で、医療界の動向、業務の内容、現状の課題と展望の3点を踏まえて

写真1　講師とコース風景

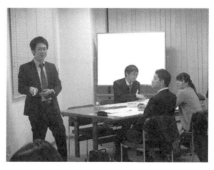

講師は外部に依頼せず、すべて職員が担当

構成するよう、各講師にはお願いした。

　講師を内製化、かつ受講者の「一歩先を行く年代」の者で構成することにより、受講者にはそれぞれの仕事の意義を具体的につかんでもらい、これから自分が活躍する姿をイメージできるようにし、また講師陣には自身の業務経験を振り返り、後学のために分かりやすく伝える修練の場としての意味合いを持たせた。ここで課題になるのが、講義内容と講義レベルの標準化である。事務局として、次の対策を講じた。

①講義内容の標準化

　まず、支部事務局で、各講義の「要旨」を作成した。大学で配布するシラバス（履修要綱）みたいなものである。具体的には、事務局で講義の狙いおよび学習項目を1講義あたりＡ4版1枚にまとめて各講師に配布している。講師はこの要旨を受けて教材（講義スライドやグループワーク用のシート等）を作成する。この要旨を起点として講義を組み立ててもらうことで、講師の個性を生かしつつ、毎年一定の内容で講義が提供できるようにしている。

　また、この要旨は加工して「ハンドブック」という冊子体にして受講者に配布し、講義内容を俯瞰・復習を促すツールとして使用している。なお、講師は数年おきに交代することで、各施設職員の中堅層に順次、指導経験を積んでもらおうと考えている。

②講義レベルの標準化

　講師は当初、比較的施設内外で発表・講師の経験のある者から選んだが、回を重ねるにつれ、人前でまとまった内容を話すのが初めての者も出てきた。事務局としては個別に講義の意図を伝え、前任者の教材や講義録画を参考にしながら、講義内容のアイデアを出し合う等の対応をしていたが、一歩進めて2019年度からは「講師ミーティング」と称して半日間のワークショップを開催し、講師陣が研修設計の基本を踏まえて講義を組み立てられるように支援している。この講師ミーティングの内容については、第2部第15章で詳述する。

（3）施設間交流

　受講者は各施設のあらゆる部署から集まるため、初対面同士のことが多い。そこでコース初回の冒頭では受講者が全員と名刺交換し、かつ、受講中は極力、同じ施設が固まらないように、ディスカッションのグループ編成を配慮した。これにより、対話を通じて各施設の事情等が共有され、回を重ねるごとに他施設の職員同士が講義の休憩時間等にも話す姿が見受けられた。なお、2016年度の開講当初から2019年度までは、全講義の修了後に、懇親を目的とした情報交換会も開催していた。

　現在はオンライン開催のため、コース開始時にオリエンテーションとして、受講者一人ひとりに自己紹介してもらう時間を設けている。受講の動機、コースで特に学びたいことを互いに表明してもらうことで、コース冒頭から、受講者同士が刺激を受けているようである。

■実施効果

　一般に、研修の受講直後は、新たな知識を得たり仲間と知り合えたりした高揚感があるものだが、そのままにしていると「受けっぱなし」になりがちな傾向がある。

　一方、研修の目的は、受講後の行動変容や現場における成果の創出である。研修の効果測定は、講義内容や学習環境等を問う、いわゆる満足度調査のアンケートで実施されることが大半だが、本コースにおいては研修後につながる学びを支援すべく、経営学者 D．カークパトリックが提唱する4段階評価モデル（第9章で詳述）をもとに、3種類の効果測定を組み合わせて実施している（図表1-19）。

（1）Reaction（反応）

　各日の講義終了後と全講義の修了後に選択式・自由記述併用の受講者アンケートを実施しており、ほぼ主催者のもくろみどおりの反応を確認している（図表1-20）。運営上、改善する面が自由記述から寄せられるので、次年度の研修企画の参考にしている。

図表1-19　ベーシックコースの効果測定

評価段階	本コースでの効果測定手段
Level4：Results　（成果）	（測定せず）
Level3：Behavior　（行動）	フォローアップアンケート （受講3カ月後）
Level2：Learning　（学習）	理解度テスト
Level1：Reaction　（反応）	事後アンケート

（Kirkpatrick2006）

図表1-20　受講後アンケート結果①

■本コースの全過程を通してのご感想をお聞かせください（回答抜粋）。

＜知識の体系的理解＞	＜人のつながり・交流＞
●病院事務職員として体系だった知識をまとめて教えていただく機会は今までなかったため、貴重な機会を作っていただけました。 ●それぞれの部署が行っている業務の概要を知ることができただけでも、日々の業務のやり方や考え方が変わってくると思います。 ●受講前よりも多角的に物事をとらえることができ、視野が広くなった気がします。 ●コンプライアンスや個人情報など、忘れていたことや知らなかったことについても学ぶことができた。 ●講師のプレゼンやグループディスカッションは勉強になりました。	●「人脈が広がった」という意味では、目的の2番は達成できたように思われる。 ●それぞれの部門における現場レベルでの連携が持てて、とても有意義でした。 ●グループワーク等を通して、県内済生会で働く事務職員との情報交換や交流の機会となり、貴重な経験となりました。 ●参加しやすい温かい雰囲気（コーヒーのセルフサービスやお茶、お菓子の差し入れ）や、ざっくばらんな発言ができる機会が与えられたことは学習意欲の向上につながりました。

　例年の回答結果を見ていると、DPCや管理会計など、さまざまな経営データを分析・加工し、提案につなげている業務に関する受講者の関心が、特に高く出ている（図表1-21）。

（2）Learning（学習）

　講義を聴きっぱなしにしないよう、各講義の直後に、講師自作の「理解度テスト」を実施している。講義のキーワードを中心とした短答式や簡単な計算問題等、10問程度で構成し、回答直後に講師から簡単に説明を加え、学習内容の定着を図っている。例年の正答率は8割前後で推

図表1-21　受講後アンケート結果②

■研修目的に照らして有益だった講義を最大3つ選び、理由を教えてください。

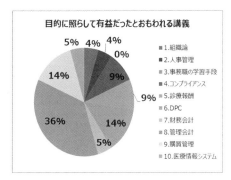

目的に照らして有益だったとおもわれる講義

- ■1.組織論
- ■2.人事管理
- ■3.事務職の学習手段
- ■4.コンプライアンス
- ■5.診療報酬
- ■6.DPC
- ■7.財務会計
- ■8.管理会計
- ■9.購買管理
- ■10.医療情報システム

【第1位】管理会計（36%）
●さまざまな角度から分析し、病院経営をよくするために活用できるデータを作る仕事は責任も大きいですが、やりがいのある面白そうな仕事だと思いました。
●講義内容と目的がはっきりしていたので、すんなり頭に入ってきた。講義資料も飽きさせない工夫があった。

【第2位】DPC（14%）
●当院も今後DPC病院に手上げするとのことで、導入のよいきっかけになっりました。

【第3位】購買管理（14%）
●自身の業務の中で材料を算定するにあたり、納得感を持って業務を行えるようになりました。

移しているため、受講者の理解に沿った講義がおおむねできていると判断している。

　なお、「組織論」の講義では、理解度テストに代えて「あなたの"理想とする職場"」と題した小論文を後日、受講者に提出してもらっている。提出後は神奈川県済生会支部長（現：顧問）の正木義博が1枚1枚に目をとおし、コメントを書いて受講者に返却している。また、コロナ禍以前に実地開催していたころは、コース修了証を正木から直接、授与していた。支部幹部からの直接の激励により、受講者の今後の職務遂行意欲の向上を意図した。

（3）Behavior（行動）

　受講後3カ月をめどに、研修内容の活用度を「フォローアップアンケート」の名目で実施している。担当業務の改善に役立てたり、医療職に対して医事の勉強会を実施した者もいたりと、それぞれ活用の様子が見て取れる（図表1-22、1-23）。

図表 1-22　フォローアップアンケート結果①

■講義で扱った内容の活用状況についてお知らせください。

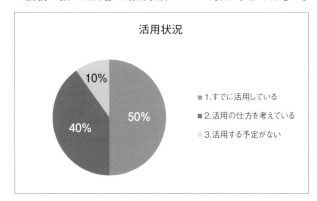

図表 1-23　フォローアップアンケート結果②

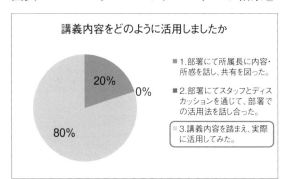

○「講義内容を踏まえ、実際に活用してみた」について

（抜粋）

●診療報酬に携わる医事課と連携して会議資料を作成するうえで、今回、診療報酬の概要・基礎知識を学び、理解度が深まり、参考になりました。また来年4月の診療報酬改定に伴い、今回の講義で紹介された情報入手方法を参考に情報を得たり、勉強会に参加していきたいと思います。
●○○病院の配賦条件を参考に△△病院の配賦条件の見直しを行いました。

■コース内容の進化

　このような効果測定の結果や各講師からの登壇後の所感、研修会場に同席しているスタッフの意見等は、月次で開催している支部の教育会議で議論し、以降の改善に役立てている。具体的には、講師陣をより若手に移行したり、2021年度から地域連携の講座を新設したりしている。

　加えて2019年度からは、受講者に医療職も加えている。例えば、臨床工学技士が自身の関わる機器の購買業務に興味を持っている等、医療職からの意見が複数寄せられたため、原則、主任・係長相当の職位のス

タッフを受講者として募集することにした。医療職にとっては病院で行われている施策の理解が進み、事務職にとっては、ディスカッションで医療職からの意見を聞くことができて有益だった等、相乗効果が出ていると感じている。

　2020 年度は、新型コロナウイルス感染拡大の状況を踏まえ、コースの開催を中止した。しかしながら、支部内でオンラインの会議・研修環境が整備されたため、2021 年度からはオンライン会議システム Zoom を用いてコースを再開している。困難な状況下にあっても「学びを止めない」姿勢を続けることで、若手職員の行動変容と成果創出を引き続き図っていく。

Ⅱ．アドバンスコース
■対象者と目的・目標

　ベーシックコースの続編として企画したアドバンスコースは原則、主任・係長級以上とした。この段階になると、少なくとも 10 年以上の職場経験があり、異動を 1 度や 2 度経験した人も多い。職責としては、院内外の委員会やプロジェクトの中核メンバーとして、各方面への影響を考慮しながら他部署、他職種、場合によっては他施設を巻き込んで成果を出していくことが求められる。このような難易度の高い仕事にも果敢に取り組んでいけるように支援すべく、アドバンスコースでは、目的・目標を次のようにした。

【目　　的】
　神奈川県済生会の事務職ビジョンに則り、中堅事務職員が積極的に医療経営に参画できるようにする。

【目　　標】
・問題をさまざまな視点から捉え、妥当な解決策を考え出すことができる
・業務の中で多職種等の納得感を得られるよう、交渉することができる
・自らが所属する組織を見直し、問題を抽出し、解決することができる

■運営上の工夫

アドバンスコースの運営に際して、次の3点を工夫した。

（1）ケースメソッドの活用

このコースの目的・目標を実現するための手段として、「ケースメソッド」という、事例を用いた手法を採用した。ケースメソッドとは、実際に企業や病院等で起こった、あるいは架空の事例をもとにして、状況に応じた解決策を受講者全員の討論形式で考えていく手法である。企業で実践を積んだ社会人学生が多く学んでいる経営管理系の大学院（いわゆる MBA コース）でよく採用されている学習手法である。

進め方としては、受講者が事前に配布されたケースを読み込んだうえで設問への回答を用意し、講義時には講師がファシリテーター(進行役)となって受講者から意見とその根拠を引き出しつつ、受講者全体で討論していく。1つの題材に対して多方面から検討を重ねていった結果、受講者の思考の幅が広がり、経営としての意思決定を疑似体験できるメリットがある。受講者個々の経験に多彩な見方を補完して、関わる施策の精度を高めてほしいと思い、アドバンスコースではこの方式を採用した。

（2）経営理論の活用

コースを開始した 2017 年度は、ケースメソッドの議論を補完する形で、モレなくダブりなく（MECE）、3C（自社・顧客・競合）など、問題解決のための考え方をケースの合間に紹介し、午後半日間×3回のスケジュールで開催していた。

以降、開催期間を拡大し（2020 年度は午後半日×5回）、経営戦略、リーダーシップ、マーケティング、クリティカルシンキングなど、経営理論等の講義を各ケースの要所に組み込んでいる（図表1-24、1-25）（写真2）。

実際に病院経営に従事している院長・役員クラスの方にこれらの講義をお願いすることで、経営の諸理論が臨場感のある「生きた知識」とし

図表1-24　経営理論とケースの有機的な組み合わせ

<経営理論等＝input>
・経営戦略
・マーケティング
・財務会計
・リーダーシップ
・クリティカル・シンキング
（思考法）　等

<ケース＝output>
病院・企業等の
ケース（事例）を
用いた
ディスカッション

理論とケースを有機的に組み合わせ、思考の質を上げる

図表1-25　アドバンスコースの内容

	Day1	Day2	Day3	Day4	Day5
テーマ・教育目標	■イントロダクション ■経営戦略 ―病院経営、および経営戦略の基本を理解する	■ロジカルシンキング ―問題解決の思考法を理解し活用する	■マーケティング ■SWOT分析 ―自院の内部環境、外部環境分析を通じて、自院の課題を理解し説明する	■財務会計 ■リーダーシップ ―自院の財務評価を行う ―病院組織のリーダーシップを理解する	■リスクマネジメント ■組織変革 ―リスクへの対応を考える ―組織変革の原則を理解する

写真2　コース風景

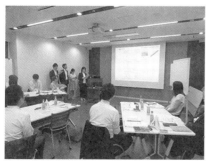
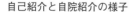
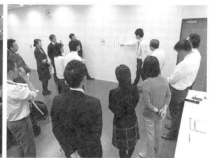

自己紹介と自院紹介の様子　　　　　　　グループ発表の様子

て受講者に伝わるよう工夫した。

（3）自己学習・研修・現場活用の連鎖創出

コースの全体コンセプトに「頭の汗をかく」を掲げている。具体的な取り組みとしては、ただ講義の拝聴に終わらず、受講者自身のアタマをフル回転させて全力で取り組んでもらうよう、各回には宿題を課している。

宿題の内容は、所属病院の紹介とS（強み）・W（弱み）・O（機会）・T（脅威）の調査、架空の病院における買収の可否判断、そして種々のケースにおける自分なりの回答準備など、多岐にわたる。自院の調査では病院単位での発表を求めていたため、複数人参加している病院の職員は、業務の合間を縫ってミーティングを重ね、それこそ「アタマの汗をかいて」課題を仕上げていた。

さらには、現場の活用につなげる仕掛けを考えた。コース目標に掲げた「さまざまな視点から捉え」「多職種の納得感を得るよう交渉」「問題点を抽出して解決」などは、受講者が活躍する現場で発揮されて、このコースの価値が出てくる。コースで得た知見を活用するには、現場上司の協力が必要不可欠である。そこで、「ポストシート」「プレシート」という2つのシートを用いて、コースの現場活用を促すようにした。こちらは後で詳述する。

■実施効果

ベーシックコースと同様、アドバンスコースも目指すべきは研修の現場活用である。アドバンスでは、3段階の効果測定を実施している（図表1-26）。

（1）Reaction（反応）

講義内容・学習環境・事務局対応等について意見を集め、以降の改善につなげることを目的として、コース各回の直後とコース全体の終了時に、受講者アンケートを実施している。

図表1-26　アドバンスコースの効果測定

評価段階	本コースでの効果測定手段
Level4:Results(成果)	（測定せず）
Level3:Behavior(行動)	プレシート・ポストシート
Level2:Learning(学習)	各回のアンケート
Level1:Reaction（反応）	各回およびコース終了後アンケート

（2）Learning（学習）

　コース各回のアンケートには、討論における受講者自身とメンバーの発言についての設問を設けている。発言することがいかに場に貢献するかを、受講者に意識してもらう意図がある。所属組織や部署、職種が異なるメンバーからなるグループ討議において、いかに相手の考え方を理解し、そのうえで自身が発言しているか、そして自ら議論をどれだけ前に進める貢献ができたかを、設問で聞いている。

（3）Behavior（行動）

　さらに、事前・事後でアンケートを実施し、その差分をもって行動変容の度合いを選択式と自由記述で測定している。

　まず、受講者に求める行動を、コースの目的・目標から落とし込んだ「基本行動」として5項目を設定した。それらの行動の発揮度合いを、受講前と受講3カ月後に5段階評価で質問する。受講前・受講後のアンケートをそれぞれ「プレシート」「ポストシート」と呼んでいるが、両シートとも、回答は受講者とその上司に依頼している。受講者だけでなく、現場の管理者たる上司にも回答に参画してもらうことで、受講者の現場での変化を観察していただく一助にしている。

　加えて、シートの自由記述には、受講前には受講者自身が持つ課題を具体的に記入し、受講後には、その課題の克服度合いを回答してもらっている。行動変容の度合いを受講者自身が振り返ることができ、上司か

図表1-27　プレアンケート・ポストアンケートの実施結果①

■「5つの基本行動」における発揮度の変化

アドバンスコース受講者の行動変容度【本人】

	研修前・本人平均	研修後・本人平均
1）自ら進んで行動	3.44	3.78
2）多面的な視点	2.89	3.56
3）納得の説明	3.00	3.11
4）他職種と交渉	3.00	3.22
5）問題の予見	2.78	3.22
	(n=9)	(n=9)

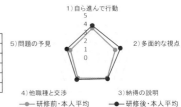

アドバンスコース受講者の行動変容度【上司】

	研修前・上司平均	研修後・上司平均
1）自ら進んで行動	4.11	4.38
2）多面的な視点	3.67	4.38
3）納得の説明	3.78	4.00
4）他職種と交渉	3.67	4.13
5）問題の予見	3.67	3.88
	(n=9)	(n=9)

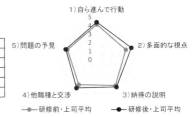

図表1-28　プレアンケート・ポストアンケートの実施結果②

■自由記述から抜粋

回答者・設問	受講者「当初認識されていたあなたの課題は、コース受講後に、どの程度克服にむけて進展していますか。」		上司「コース受講を通じて、部下にどのような変化が見られたでしょうか？」
Aさん	■事前課題を書いた時点では、説明力について課題を感じていた。最近は、シンプルで短い言葉で結論だけを発言することで、遮られる前に話し終えるようになった。それから、構造的なものを口頭で説明するときは接続詞（「さらに」「一方で」「これらに共通して」等）がポイントであり、さらに間を活用することで、できるようになってきたと実感している。		■○○プロジェクトや○○委員会では主題である○○以外の問題点について、今後当院が抱える課題を複数の視点から意見を出し、会議や資料でより反映させている。　目先の課題改善になりやすい交渉を二次的な経過予測をふまえた交渉にできている。中長期的な計画立案（の精度）はより高くなっている。
Bさん	■当院（高度急性期）から急性期病院への具体的な連携は未開発であった。双方の病院で相互に対応できる領域を確認したうえで、関係を構築し、院内の体制についても、他職種に説明しながら関係を構築していくことができた。		■これまで交渉調整しながら事業を推進することに携わっておりませんが、コース受講に合わせて積極的に業務に係わるよう指導しておりました。その結果、『○○病院』との連携の締結や地域連携を目的とした広報活動等において、実績を挙げております。
Cさん	■研修後は経営会議等での検討課題について、学んだことを咀嚼して構成を考え、論理的に提案することを心掛けるようになりました。		■収支報告や経営状況のプレゼンを資料に合わせ、会議の参加者に分かりやすく説明できるようになっている。早速、研修期間中から新たな企画を実際に提案できるようになっている。

らの評価もこの回答から明らかになる。

　図表1-27、図表1-28がアンケート回答結果の一例である。選択式の回答では受講者・上司ともに平均スコアに上昇がみられ、自由記述で

も受講者・上司ともに行動のレベルが上がっているのが確認できる。

　現時点では、ポストアンケートの実施を3カ月後に設定しているが、受講者の職責を考えると、もっと長いスパンで行動変容の結果を見ることも有効だと思っている。受講後に現場にて新規の業務を任されたり、プロジェクトに参画したりする機会があれば、その業務がある程度進展・完了した段階を見計らって、職務行動のレベルを検証することも検討している。

■コース内容の進化

　当初、午後3時間×3回でスタートしたコースは検討を重ね、回数を4回、5回と増やしていった。コースの大枠としては固まってきた印象があるが、受講者や講師の意見も踏まえながら、毎年、内容の改善を図っている。

　他の進化としては、ベーシックコースと同様、2019年度から医療職も受講対象にしている。コース中、幾度となくグループで対話してきた経験を通じて、事務職は現場の理解が深まったことを実感しており、医療職は、参加した技師長からは、経営から発信される数字の意味や背景がより深く理解できるようになったとの感想が聞かれるなど、事務職・医療職双方から多くの肯定的な意見が寄せられた。

　アドバンスコースは2017年度の開設以降、一貫して実地での開催を続けている。例年、受講人数を最大12人と比較的小人数に抑えているため、2020年度以降も、新型コロナウイルス感染症の対策を十分に講じたうえで実施している。

　事務局では、今後とも多くの者がアドバンスコースを受講し、各病院の現場の変革につながっていくことを目指している。そのために、コース内容のさらなる充実と現場活用の度合いを高めるべく、種々改善を図っていく。

● 「描いて進める力」を底上げする

（1）描く力（問題解決）

　実務経験を経るごとに、対処すべき問題の規模感やレベルが上がり、時として、自身や上司・同僚等が持つ経験則では容易に対処できない事案にも遭遇する。その際、問題を解決するうえでの基本的な心得を知っていると、過度の試行錯誤の状態を減らすことができる。ここでは例として、2つの考え方を紹介する。

例1）発生型と設定型

　典型的なミスやクレームの類は、誰から見ても問題であることが多いため、解決策としては迅速に応急処置をしたうえで原因を究明し、その事象が再発しない対策を講じるのが一般的である。

　一方、医療安全や人材育成などの「設定型」の問題は、問題と感じる基準が人によって異なるため、〈あるべき姿〉を十分に関係者間で共有したうえで、解決に向けた議論に入る必要がある。

　このように、直面する問題がどちらのタイプかで解決のアプローチは異なってくる（図表1-29）。

例2）問題解決の基本ステップ

　問題に直面すると、すぐに具体的な解決策（How）を考えて対応

図表1-29　「発生型」の問題と「設定型」の問題

	「発生型」の問題	「設定型」の問題
定義・特徴	・「誰の目から見ても明らかに」わかる問題 ・原因追求による再発防止が重要	・〈あるべき姿〉に照らして初めてわかる問題 ・〈あるべき姿〉の設定による問題認識が重要
具体例	典型的なミス、クレームなど	人材育成、医療安全など

高田・岩澤（2014）を元に筆者作成

図表1-30 問題解決の基本ステップ

Where：問題の特定	Why：原因の深掘り	How：打ち手の考案
「問題がどこにあるのか？」	「その問題の原因は何か？」	「ではどうすればいいか？」
⇒問題のありかを広く探って絞り込み、関係者の合意を取りつける（どこどこ分析）	⇒情報に基づき、可能な限り広く深く原因を掘り下げる（なぜなぜ分析）	⇒原因に対する効果的な策を複数考えたうえで比較し、優先的に策を打つ

高田・岩澤（2014）を元に筆者作成

しがちであるが、ともすれば、無駄な努力が続いてしまう可能性もある。まずは情報を集めて解決すべき問題を絞り込み（Where）、その原因を掘り下げたうえで（Why）打ち手を考えていく（How）、という「問題解決の基本ステップ」を、日常業務で繰り出せるようにしていきたい（図表1-30）。

このほかにも、問題解決を進めるにはMECE、3C、SWOT、5W1H等、事象を整理するためのフレームワーク（思考の枠組み）やロジックツリー、他の分析ツール等、多くの技法が存在する。研修を組む場合は基本的な手法に的を絞り、演習を交えて、集中的にトレーニングの機会を設け、実務に生かしていけるとよい。

（2）進める力（アサーション・ネゴシエーション・ファシリテーション）

職種・経験等、背景の異なる病院内外の関係者と効果的に話し合いを進めていくには、アサーション、ネゴシエーション（交渉術）、そしてファシリテーション（対話促進）の基本スキルを習得しておくことが有効である。

①アサーション

アサーションとは、「『自分の言いたいことを大切にして表現する』と同時に、『相手が伝えたいことも大切にして理解しようとする』コミュニケーション」のことである（平木2023、p.4）。業務で相手に依頼した

図表1-31　3つの自己表現

自己表現	攻撃的	アサーティブ	非主張的
意　味	自分の思いや頼み事を相手に命令したり押しつけたりして、自分の思いどおりに相手を動かそうとするやり方	立場や役割を大切にしながらも、互いを一人の人間として大切にしたやり方	自分の考えや気持ちを言わず、言いたくても自分を抑え、結果的に相手の言うことを聞き入れてしまうやり方

平木（2022）を元に筆者作成

り断ったりする際に、一方的な自己主張になったり、また逆に自分の気持ちを抑えて済ましたりすることなく、相手も自分も尊重したやり取りを心掛けることが重要である（図表1-31）。

②ネゴシエーション（交渉術）

　背景の異なる相手とやり取りを進める場合、自身と相手の価値観・ニーズを明確にしたうえで、双方にとってメリットのあるWin-Winの結果を目指して話を進めていくことが重要である。交渉に臨む前に、ZOPA（ゾーパ：Zone of Possible Agreement：譲歩可能な範囲）やBATNA（バトナ：Best Alternative to Negotiated Agreement：合意できなかったときの代替案）等、交渉術の基本概念を知って準備しておくと、いざ交渉の段になっても落ち着いて対応できるようになる。

③ファシリテーション（対話促進）

　中堅職員になると、種々の会議体においてファシリテーター（進行役）を任される機会が多くなる。そして、ファシリテーターが話し合いの質を高めていくためには、ファシリテーションスキルとして種々のコ

図表1-32　ファシリテーションの4つのステージ

ステージ	説　明
① 共　有	さまざまな情報や目的・ゴール設定などを共有し、参加と相互作用の根底を作る段階
② 拡　散	自由な発想でアイデアを広げ、多様な可能性を膨らませる段階
③ 収　束	具体的な成果に向かって意見を集約し、まとめていく段階
④ 明確化	今までの成果を確認し、次に向けてのステップを明確にする段階

中野他（2009）を元に筆者作成

ツを習得しておくのが有効である。

　一般に、どんな話し合いも、図表1-32に掲げた4つのステージ（共有・拡散・収束・明確化）を経て合意形成に至る。実際にはこれらのステージを行ったり来たりし、ああでもない、こうでもないと意見が飛び交う場面を経て話し合いが進んでいく。

　ファシリテーターはこの“基本の流れ”を理解したうえで、各段階に応じたスキル（例：目的・目標の共有、アジェンダ（議題）の作成、発言しやすい場づくり、適切な会場レイアウト、タイムマネジメント、メンバーへの質問、ボードへの板書、判断軸の設定等）の発揮が求められる。

　なお、このスキルはファシリテーターのみならず、場を構成する参加者同士が把握していると、お互いに協力し、より質の高い話し合いを進めていく推進力が生まれる。

　ここで、「描いて進める力」の底上げを目指した実践例をお伝えする。

実践例4　済生会横浜市東部病院「tion 研修」

■実施背景

　当院では毎年秋に全職種の役職者100人超が集まり、来期の事業計画の大枠を議論する「幹部職員・管理職員合同検討会」を開催している。具体的には、当院を取り巻く環境や経営の現状を院長から話題提供の後、参加者が5～6程度のグループに分かれて議論、決定した方向性を、最後に各グループから全参加者に向けてプレゼンテーションをして締めくくる、という内容である。

　2016年度の合同検討会において、あるグループでは「東部病院にこれから必要な人材」というテーマを掲げ、各職種から約20人の役職者が集まり議論した。2007年に開院して10周年を迎える節目の時期だったこともあり、“次の10年を担うリーダーに必要な力は何か？”という

問いに議論が集約された。その結果として、問題解決スキル、ファシリテーションスキル、交渉スキルの3点を養成する研修を、翌年度の2017年度から実施することでまとまった。

　各研修を英語にすると、solu<u>tion</u>、facilita<u>tion</u>、negotia<u>tion</u> と語尾が-tion でそろっていたために、院長が総称して「tion 研修」と命名、年明けの年頭所感（院長が来期の方針を発表する場）で全職員に対して研修実施が広報された。なお、2019年度からはアサーション（asser<u>tion</u>）研修が追加されている。

■実施概要

　10 年後、院内外で中心的な役割をもって活躍してほしい層が、現時点では一般スタッフの中でもおおよそ新卒 8 年目以上から主任・係長級の職員であるため、彼らを受講対象と位置づけた。

　各研修の対象者と年間の実施回数は、図表 1 -33 のとおりである。対象の階層はあくまでも目安として示し、各部署の状況に応じて、参加すべき受講者を所属長に検討してもらった。なお、各研修とも、講義は外部講師にお願いした。

①事前課題の実施

　いずれの研修も、実施 1 カ月前には事前課題を課した。ただ、今までの研修を見る限りでは、「中堅が受ける研修だから出席する（させる）」のような、受講に係る動機づけがさほど強くないまま参加してしまう懸

図表 1 -33　tion研修の対象者と実施回数

研　修	対象者		実施回数 (※)
	職　種	職位（目安）	
ソリューション（問題解決）	看護職 医療技術職 事務職	主任～係長	年 1 回
ファシリテーション（対話促進）		8 年目スタッフ～主任	年 2 回
ネゴシエーション（交渉術）		5 年目以上スタッフ	年 2 回
アサーション　※2019年度から開始		3 ～ 4 年目スタッフ	年 2 回

（※）…各研修とも1日コース。「年2回」は同内容を2回実施。1回の定員は25～30人程度

念が想定された。

　そこで、図表1-34のような設問をもとにしたプレシート（事前課題）を用意し、研修テーマに対する受講者の問題意識の醸成を図った。研修を受けたことがゴールにならないように、研修を通じて何を解決したいのかを極力、言語化してもらった。

　また、受講者の回答後は直属の上司に回付してコメント記入を依頼し、受講者の問題意識の共有、および上司として受講者に期待することを言語化してもらった。さらに、集計した回答内容の傾向を事前に講師と共有することで、プログラムの内容を調整したり、また差し支えない程度に具体例として研修中に紹介したりするなど、研修内容のさらなる充実のために活用した。

②研修実施上の工夫

　研修時は問題解決・ファシリテーション・交渉術の基本概念の説明以上に演習・グループワークを多用し、基本概念の活用法を時間の許す限り考えてもらうように工夫した。

　さらには座席（アイランド形式）は同じ職種が固まらないように、席を割り振った。グループワーク等で多職種が対話することで各職場の相互理解を図り、部署は違っても類似の課題感があることを共有してもらった。今後、受講者の職位が上がれば各所で協業する可能性も高まるため、研修の場をきっかけとして、"顔見知り"となってもらう意図もあった。

図表1-34　プレシート（事前課題）の設問例

受講者記入（※）		直属上司記入
設問1	現在、所属部署で問題と感じているのは、どんなことですか？	設問3　本研修を通じて、受講者である部下に克服してもらいたいのはどんなことですか？
設問2	1を踏まえ、本コースを通じて、克服したいのはどんなことですか？	

設問1〜3からなるA4判シートに受講者・上司が記入・共有後、事務局に提出する
※研修によっては、テーマに即した課題文を読ませ、重要と感じた点、現場で課題と思われる点等を箇条書きにしてもらう等、設問は講師と相談しながらアレンジを利かせている。

■受講結果

①受講者数

　図表1-35は、開講から2カ年分の受講者数である。想定の受講対象
職位に満たない職員でも、現場上司からの必要性の要望があれば、検討
の結果、出席してもらうことにした。

　特筆すべきは、2018年度に「管理職」の受講が増えたことである。
受講者の上司も受講することで、今後の部下指導に生かしたいという意
識の表れであったため、講師と相談のうえ受講を許可した。

②研修効果の測定

　事後の研修効果の検証として、実施直後にアンケート（講義内容、研
修環境等の受講者満足度の測定）を行ったほかに、実施後約3カ月を経
過した時点でフォローアップアンケートを実施し、研修内容を活用した
か、そしてどのように活用したか等を調査した。ここではフォローアッ
プアンケートの実施概要を共有する。

　2017年度、2018年度で受講者数はほぼ同水準、「研修をすでに活用

図表1-35　研修受講者数の推移

2017年度	合計	職種別			階層別		
		看護職	医療技術職	事務職	スタッフ（非役職者）	中堅層（主任・係長等）	管理職層（課長以上）
問題解決	26	14	9	3	2	24	0
ﾌｧｼﾘﾃｰｼｮﾝ	59	18	33	8	47	10	2
交渉術	73	45	14	14	70	3	0
合　計	158	77	56	25	119	37	2

2018年度	合計	職種別			階層別		
		看護職	医療技術職	事務職	スタッフ（非役職者）	中堅層（主任・係長等）	管理職層（課長以上）
問題解決	32	21	7	4	3	28	1
ﾌｧｼﾘﾃｰｼｮﾝ	55	32	14	9	41	13	1
交渉術	71	45	15	11	58	2	11
合　計	158	98	36	24	102	43	13

図表１-36　フォローアップアンケート結果（抜粋）

研修		ソリューション（問題解決）	ファシリテーション（対話促進）	ネゴシエーション（交渉術）
選択式	活用割合	■…すでに活用している　■…活用していない 【2017年度】25%／75% 【2018年度】16%／84%	【2017年度】46%／54% 【2018年度】26%／74%	【2017年度】29%／71% 【2018年度】19%／81%
自由記述	すでに活用している	■問題が起こった時に、その背景や問題の本質はどこにあるのかを考えるようになった。 ■同じ部署の主任と問題を共有しながら話し合い、共に行動することができた。 ■初めてこのような研修を受けましたが、自分でフォローアップの期間を決めて、定期的に行うことが必要だと思いました。	■経験年数の浅い人にも話を振ったり提案したりすることで、以前より活発にカンファレンスができるようになった気がします。 ■部内会議、カンファ内で話し合いの規模の大小に関わらず、無意味な集まりにならないよう、目的をもって話し合いに参加するようになりました。 ■病棟におけるカンファは、予定の時間内に終わることを心がけた。	■他職種との解釈のズレによる意見の食い違いがあったが、自分の考えが相手に正確に伝わっていないことを理解し正確な情報を伝え、合意に至ることができた。 ■日々の業務や、係活動において仕事を依頼する時に、一方的ではなく相手の置かれている状況や価値観を考えながら依頼するようになった。 ■自分のBATNA（＝妥結できる条件の範囲）を意識すると、余裕を持って交渉事に取り組むことができるようになった。
	活用していない	■実際に働いていると慌ただしく、研修内容を活用することを忘れてしまう。 ■自分がファシリテーターとしての立場となる、または活用できるような機会を得られていない。 ■研修以降、活用する機会がありません。報告会への参加が多いです。		

している」と回答した者の割合を比較すると、ソリューション研修が75％から84％、ファシリテーション研修が54％から74％、ネゴシエーション研修が71％から81％と、軒並み上昇している（図表１-36）。

　活用している者は、その程度に若干のばらつきはあるものの、おおむね所期の目的に沿って業務改善や対話促進に活用している等と回答している。一方、活用していない者は、その理由として、多忙による自身の

図表1-37　研修結果を院内全体に広報する『人材開発NEWS LETTER』

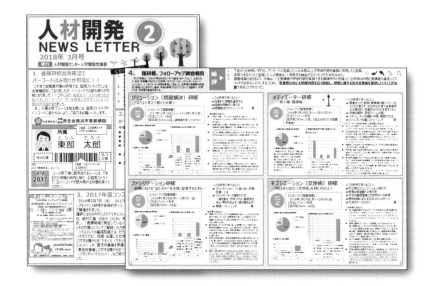

復習不足や現場で使える状況にない等の意見を寄せていた。

③『人材開発 NEWS LETTER』の発行

　主要研修の広報、当部署所管の事項で周知したいことを『人材開発
NEWS LETTER』と題して、折を見て院内で発行している。ある号で
は特集記事として、直後のアンケートやフォローアップアンケートの内
容を掲載し、研修内容の事後のリマインド、および研修効果の共有を
図った（図表1-37）。

■今後の展望

　研修受講者数は、看護職（看護師・助産師）が全体の過半数を占め
る。看護部はラダー教育の中でこれらの研修を位置づけ、かつ、その
フォローアップ教育を実施しているため、他職種に比べてスキルの浸透
度は高いと推察される。医療技術職、事務職にもこのような現場活用を
喚起する機会の提供が、課題のひとつである。

　また、上述したように、自ら受講を希望する上司がいる一方、外部研修も含めて、問題解決・ファシリテーション・交渉術・アサーションを体系的に学習した者の割合はまだ少ない。そのため、上司向けには上記のダイジェスト講座や研修の動機づけ、および転移（学習後の現場活用）を促す具体策の提供等を思案している。

　研修は、現場で活用されずに受けっぱなしになるリスクが高い「危うい経営資源」である。上記のように学習内容をさらに実践につなげていくには、まだ工夫の余地がある。各部署の上司が現場環境を整備して部下が研修内容を活用できるよう、そして、研修内容が職員間で共通言語化され、良質な行動様式が組織風土として定着するように、人材開発部門としてさらなる支援を継続する。

第4章 若手職員研修
―「関係構築力」の総点検―

　ここでは、おおむね新卒３年目までの若手職員をテーマにする。職場の業務にも人間関係にも慣れてきたこの時期、果たして"関係構築力"は十分に身についているだろうか？　これから中堅職員としてさらに成果を出していくために、この「土台」の点検は重要である。

　"関係構築力"の重要性

　新卒で入職してからおおよそ３年目ぐらいまでは、周りの支援を得ながら自身の担当業務を十分にこなすことが求められる時期である。

　この時期はどんな担当業務に就いても１人で完結することは少なく、上司・先輩の指示を受けて進める仕事がまだまだ多いであろう。あるいは、イレギュラーな事象が発生した場合は１人で抱え込まずに周囲に助言を仰ぐことで、迅速に対応することができる。あるいは、普段から情報のアンテナを張って周囲とやり取りをしていると、業務の周辺情報が手に入り、新たな仕事を始める際に有力な援軍となってくれる。

　このように、周囲の力を上手に借りながら、早く・正確に仕事を進めていく力を、ここでは「関係構築力」と名付けることにする。いくら業務に関する知識やスキルを持っていても、周囲に働きかける力が不十分であれば、組織においては成果が出にくい。１人では遂行が難しい仕事も周囲の力を借りることで、２倍、３倍の規模の仕事ができるようになり、中長期的には自身がマネジメント業務を進めていくうえでの重要な土台になってくる。

　仕事とは、いわば、関わる相手のニーズを理解したうえで（きく）、必要なことを発信する（伝える）ことの繰り返しである。そこで、以降ではこの「きく力」と「伝える力」に分けて、若手職員の段階で身につ

けておくべきポイントを説明する。

 ## 「きく力」は "聴く" と "訊く"

　「きく」という言葉には、話や音が自然に耳に入ってくる「聞く」（hear）、相手に注意を向けて「聴く」（listen）、そして、疑問や必要に思うことを「訊く」（ask）、の3つの意味がある。関係構築の面からいえば、相手の話を十分に傾聴するためには「聴く」姿勢、そして、仕事の依頼に対しては、自身が必要なことを遂行できるように「訊く」姿勢が大切である。

（1）聴く（listen）

　「聴く」という漢字を分解してみると、「耳と目と心」が字の中に入っている、あるいは「十四の心」が入っている、という説明をすることがある。つまり、相手の話を十分に聴くにはただ耳を傾けるだけでなく、聴いている姿勢を、聴き手から発していくことが重要である。聴いている姿勢を出すことにより、話し手は自分の話を受け止めてくれている、理解していると認識することができ、安心感を持って話を続けてくれるであろう。

　話し手に、この「聴いている感じ」を伝えるためには、図表1-38で示した「相づち」「うなづき」等の動作が、聴いている際に適度に伴っているとよい。また、適度に質問したり、話が一段落したところで聴き手からの復唱があったりすると、話し手は自分の話が伝わっているか、確認することができる。

（2）訊く（ask）

　かつて中学校の英語の授業で習った疑問詞の5W1H（When、Where、Who、What、Why、How）。実は、仕事における重要事項の確認をする際にも有効である。

図表1-38 「聴く」のポイント

聴く ＝「耳と目と心」できく＝「十四の心」できく

（下向き矢印）

「積極的に聴く姿勢」 は、話し手に安心感を与える

（下向き矢印）

聴き手が意識して行うべきは・・・
適度な相づちとうなづき、話し手のほうを向く、
質問、豊かな表情、話を遮らない、復唱する、等

図表1-39 「訊く」のポイント

■ "6W3H" を意識して訊く
Why（目的）、When（時間・期限）、Where（場所）、
Who（誰が）、Whom（誰に）、What（何を）、
How（方法）、How many（数）、How much（金額）

■ 不明な点は極力、指示を受けたその場で訊く
・あいまいな事項を「思い込み」で補うのはNG
　―安易に「わかりました」と言わない！

　図表1-39に、対象（whom）や数量（how many）、金額（how much）
の要素も加えた6W3Hを示した。指示を受けたときに、この9つの
要素をもとに特に不足していることを訊いていくと、いざ仕事に着手し
た際に思わぬヌケ・モレが防げる。併せて、あいまいな事項も、受ける
側から明確にしていくとよい（例：仕事の期限。「なるべく早く」とは、
具体的にいつまでか）。

　また、指示を受ける前に、仕事を進める際に重要なポイントを明確に
しつつも、不明点は極力、指示を受けたその場で確認することが重要で
ある。依頼した側は多忙であることが多いため、再度の確認による業務
の滞りを防ぐためである。

「伝える力」としての報連相

　仕事におけるコミュニケーションを表す言葉として真っ先に思い浮かぶのは「報連相」、つまり、報告・連絡・相談ではないだろうか。

　この報連相という言葉は1982年、山種証券（現：SMBC日興証券）社長であった山崎富治氏が、社内コミュニケーション活性化の一環として、報告・連絡・相談を野菜のホウレンソウにたとえて広めたのが起源とされている（当時は毎月1日に、生のホウレンソウを社員に配布したという）。以来30年あまり、報連相はビジネスコミュニケーションの基本を表す言葉として広く定着している。

　報連相は業種を問わず、幅広く知れわたっている言葉のひとつである。しかしながら、その目的や要点については、人によって理解に差があるのが実情ではないか。まずは報連相の目的を、ここで再確認してみよう。

　報連相の目的は、組織の視点からすると、「職員間の情報共有により、事業を円滑に進めていくため」である。直属の上司は担当部署の責任者として、十分な情報をもとに意思決定を行う必要がある。そのため、部下は現場担当者として、必要な情報を適切なタイミングで上司に伝える必要がある。

　一方、部下の視点でみれば、組織内で適切な報連相ができることで、自身の仕事をより正確に・より速く進めることができ、上司や周囲の信頼を得ることができ、さらなる仕事の機会が得られる可能性も高まる。

　このように、報連相は組織人としての義務であると同時に、自身が成長するためにも必要であることを、職員の共通理解としたいものである。以下、報告・連絡・相談のそれぞれに、押さえるべき主なポイントを列記する。

（1）報　告
　報告とは、「上司等に指示された仕事の経過や結果を伝えること」で

ある。

【主なポイント】

・報告相手のスケジュールや関心事を把握しておく

・いきなり話し始めずに、まずは一声かける（いま、お時間よろしいでしょうか？）

・報告すべきか迷ったら、まずは報告する

・まずは結論から述べ、詳細は後に話すのが基本

・事実と意見を区別して報告する（まずは事実を報告する）

・上司に「あれどうなった？」と言われる前に報告する

・完了だけでなく、途中経過や予定変更時も報告する

・長期にわたる作業は、経過報告のタイミングをすり合わせておく

・状況に応じて、報告手段を使い分ける（口頭、電話、メール等）

（2）連　絡

連絡とは、「仕事の関係者に、必要な情報を漏れなく知らせること」である。

【主なポイント】

・部署、階層など、どの範囲まで知らせるかを十分に考慮する

・内容によって、連絡手段を工夫する

・あいまいな表現をせず、簡潔に伝える

（3）相　談

相談とは、「仕事で発生した問題を解決したり、提案したりするために周囲に意見を求めること」である。

【主なポイント】

・相談事は先延ばしせず、可能な限り余裕を持って相談する

・相談前に、話す内容を整理しておく

・相談に最低限必要な資料を用意する

・状況を伝えたうえで、自分なりの解決策を打診する（「どうしま

しょう？」から、「○○したいと思いますが、いかがでしょうか？」
へ）
・会議によっては、事前に関係者に相談（根回し）をしておく
・相談した相手には、結果報告をする
・普段から相談できる関係を作っておく（上司・先輩・同僚・後輩・
他部署・多職種・院外……）

● 関係構築力 "総点検" のすすめ

　以上に述べてきた関係構築力は、組織内で連携を正確・迅速に図って
いくために重要な力でありながら、病院職員は網羅的・体系的に学習す
る機会が少ないのではないだろうか。
　医療者はSBAR（Situation、Background、Assessment、Recommendation
の略。患者さんの状況等を他者に端的に分かりやすく伝えるための手
法）等、報告の仕方の研修を受けることもあるが、実際には新入職員研
修時、報連相の重要性に若干触れるか、もしくは配属後の日常業務にお
いて、上司・先輩からの指導を受ける等、都度の個別指導によるところ
が大きいと推察する。その指導の質量については上司側の事情（多忙
等）によるところも多く、部下としては十分なフィードバックを得られ
ていないこともあるだろう。
　そこで、入職3年目ぐらいまでの若手職員の段階に、関係構築力を総
点検する機会を設けることをおすすめする。仕事において相応の実務経
験を積んできている一方で、自身のコミュニケーションの癖についても
自覚し、あるいは周囲から指摘を受ける事項も明確になってきている時
期であろう。このタイミングで体系的に、自身の関係構築力をいったん
見直す機会があることは、中堅職員以降、仕事で関わる人の幅がさらに
広がっていく際に、周囲の協力を得て大きな成果を出していくうえで有
効であると考える。
　昨今の「働き方改革」に関しては、医療機関においてもタスク・シフ

ティングや種々の業務改善策が試みられている。この観点から関係構築力の向上を捉えると、きく・伝える力の向上は、職員一人ひとりが仕事の効率を上げていくことにつながり、かつ周囲の協力が得られやすくなることで、より一層、仕事に充実感が持てるきっかけにもなる。組織にさらなる貢献ができ、自身のやりがいも高まるという両面において、関係構築力の向上は、働き方改革を推進するうえでも重要な取り組みと考える。

　以上、若手職員に必要な"関係構築力"のポイントについて説明し、中堅以降の成長の土台となるこの力を、組織として底上げすることの重要性を述べてきた。以降では、研修という手段を通じて、この再点検を図った実践例を紹介する。

実践例5　全国済生会事務(部)長会　人事・人材開発部会「初任者研修」

■実施背景

　済生会では、法人内における病院の事務（部）長で構成する全国済生会事務（部）長会（以下、事務長会）が2003年から組織され、済生会の使命を果たすために、病院経営における種々の施設横断的活動を行っている。この事務長会の傘下にある人事・人材開発部会（以下、部会）では、「チャレンジ精神豊かで広い視野を持った信頼される事務員の育成」をスローガンに、事務職員に必要な力量の向上を図るための取り組みを行っている。

　部会の取り組みのひとつである階層別研修は、事務職の若手・中堅・管理職等を対象にした基幹事業であり、全国の済生会病院の人材開発担当がその企画・運営を担当している。そのうち「初任者研修」は、おおむね新卒1年目から3年目の職員約60人を対象に、済生会の使命の共有、ビジネススキルの習得、ネットワークの構築を目的とした1日半のプログラムを例年実施している（図表1-40）。

図表1-40　初任者研修の目的・対象・人数

目的	1　済生会の理念や事業、使命について理解し、その浸透と共有を図る。 2　新卒1年目～3年目に必要な共通ビジネススキル（基本行動・仕事の進め方・時間管理等）を習得する。 3　全国組織の強みを生かし、将来活用できる人的ネットワークを早期に構築する。		
対象	全国の済生会病院に所属する新卒1年目～3年目の職員	人数	約60人

　2015年、部会設立以来10年ほど実施してきた初任者研修の内容を、大幅に見直した。骨子は次の2点である。

①目的の2点目である「ビジネススキル」について、従来は、扱う内容を例年の研修企画会議で都度決めていたが、階層別研修である以上、毎年一定の内容で実施すべきとのことで議論を重ねた。結果、「関係構築力」を主軸に据えた内容で、プログラムを構築することとなった。

②「関係構築力」という対人スキルをテーマとした以上、研修のゴールは受講完了ではなく、あくまでも受講者の行動変容を目指すべきである。そこで、研修に向かう動機づけ、および学習事項を現場実践につなげる学習転移（transfer of learning）を推進する仕掛けを導入した。

■構築過程　―「関係構築力講座」の誕生―

　関係構築力をテーマとして研修内容を議論した際、当時、『嫌われる勇気』等の著作で世に広く知られたオーストリアの心理学者アルフレッド・アドラーの思想が話題にあがった。彼の思想のキー概念である「自己受容・他者信頼・他者貢献」、そして「共同体感覚」を援用して骨子を組み立てていくことで方針が定まった（図1-41）。

　研修改定を行った2015年度当時は、5月～10月の間に数回、スタッフが一堂に会し、内容・運用方法について打ち合わせを行った。本研修のリーダーを務めていた山中康彰（現：済生会宇都宮病院 事務部副部長兼人事課長）は、当時の様子をこう振り返る。

　「『どうすれば受講者が内容を理解し、行動変容を起こせるか？』にこだわり、何度も議論を重ねました。ホワイトボード一面を埋め尽くす提

図表1-41 「関係構築力講座」の骨子

・学生から社会人への転換
　　→背景・年代の異なる人々との関係構築を通じて仕事を進め、価値を出していく

・「人間の悩みはすべて、対人関係の悩みである」(アルフレッド・アドラー)
　　→関係構築の基本を再点検することは、職業人としての今後の成長に不可欠！

・自身の特徴をあるがままに受け入れ、　　　　→【自己受容】
・相手のことを、仕事を進める"仲間"ととらえ、　→【他者信頼】
・自分なりの貢献をしていくことで　　　　　　→【他者貢献】

お互いが自分の持ち味を生かし、共に進める状態に　→【共同体感覚】

案があがり、そこから研修骨子を作成。その後は各自が担当パートのテキストを作成し、再度集まってリハーサル → 改善点の提案 → テキスト内容の改善のプロセスを繰り返しました。各スタッフは自院で指導している後輩を思い浮かべ、『どうしたら理解しやすいだろうか？』と熟慮し、作り込んでいたように思います」

　スタッフは各自、初任者研修（アイスブレイク、ワールド・カフェ、関係構築力Ⅰ・Ⅱ・Ⅲ、まとめ）のいずれかのパートにおけるテキスト作成・講師を担当した。上記の打ち合せで、他のスタッフから"雨あられ"のフィードバックを受けることで、内容をさらにブラッシュアップさせ、満を持して研修本番を迎えることとなった。

■実施概要

　初任者研修のプログラム概要を図表1-42に示す。会場は、東京・三田にある済生会本部の大会議室である。遠方の受講者の移動を考慮し、初日は午後開始の1日半の内容としている。

　ほぼ初対面の受講者同士がよりスムーズに関係構築を図れるように、プログラム内に種々の工夫を行った。アイスブレイクの時間を多めにとったり、受講者の名札を医事系・総務経営企画系・用度系・地域連携

図表1-42　初任者研修のプログラム概要

1ヵ月前	研修当日										3ヵ月後
	1日目					2日目					
	午後					午前		午後			
						関係構築力講座					
（事前課題プレシート）	ガイダンス	アイスブレイク	ワールド・カフェ	済生会の使命と理念	（夕方…懇親会）	I 自己受容	II 他者信頼	III 他者貢献	まとめ	アンケート	（事後課題フォローアップアンケート）

※運営の都合により、年度によって講義の順番・時間帯が前後する。

【研修目的とプログラムの対応】
① 済生会の使命・理念の理解　…ワールド・カフェ、済生会の使命と理念講義
② ビジネススキル（関係構築力）…関係構築力I～III
③ ネットワーク構築 …アイスブレイク、懇親会、および各講義の種々の演習

系の4色のシールで色分けすることで、仕事内容が近い者同士を出会いやすくしたり、懇親会でのクイズでは、地域対抗でグループを組み、協働して答えを考え出せるようにしたりした。

　ワールド・カフェでは済生会に関する「問い」を設定。リラックスした雰囲気で、受講者が互いの意見に触発され、自由に対話を重ねていった。そのうえで、済生会の使命、および事務職員が大事にすべき価値観についての講義を入れ、先の対話と絡め、自身の立ち位置やなすべきことを再確認してもらった。続く「関係構築力講座」は前述のキーワード（自己受容・他者信頼・他者貢献）に沿って、I～IIIの3パートに分けた。

　関係構築力I（自己受容）は、コミュニケーションの本質について理解を深めたうえで、自己理解のアセスメントツールを使用し、自身の特徴を客観的に把握する一助とした。続く関係構築力II（他者信頼）では、人によってモノの見方が異なることを講義・演習で再確認し、互いの違いを認めつつ、協働していくことの大事さを理解してもらった。

　そして関係構築力III（他者貢献）では、「きく力・伝える力」のポイントを講義・演習を踏まえて再確認したうえで、最後にその実践の場と

して5～6人のグループで話し合い、ひとつの目標を成し遂げるコミュニケーションゲームを実施した。最後は、研修の学びを現場実践につなげるための「まとめ」講義で締めくくった。

前出の山中は、自身の経験を踏まえて次のように述懐している。

「総まとめとして、共同体感覚に至るための『自己受容』『他者信頼』『他者貢献』の主語は『私』であり、待つのではなく『自ら行う』ものであるということを主旨に伝えました。具体的には、

①自分の未来は自分でつくる……育ててもらうのではなく、自ら成長するという意志を持とう！ 自ら関係構築をしよう！

②行動を起こす……まずは行動を起こそう！ 学んだことをとりあえずやってみよう（必死のコミュニケーション！）

③やり続ける……やると決めたことが中断してもまたやり始めればいい！ うまくいかなければ新たな方法（使う言葉を変える、声のトーンを変える、聴き方を変える等）でやり直せばいい！ 学んだことを試行錯誤し、うまくいく方法を自ら見つけ出そう！

ということを伝えました」

■受講結果　─動機づけ・研修・現場実践の"連鎖"を作る─

受講者によるゴール設定、および効果測定については、前出の図表1-42および図表1-43のように、研修アンケートに加えて事前課題、事後課題を実施した。事前・事後の両課題とも、受講者の回答後、上司のコメントを添えて事務局に提出することとした。上司の関与を促すことで、現場での研修活用を後押しする意図がある。ここでは、フォローアップアンケート（事後課題）の設問・回答の一部を示す（図表1-44、1-45）。

研修3カ月後にフォローアップアンケートを実施したが、その回答は総じて具体的。多くの受講生が、研修の学びを生かして現場で奮闘している様子が文面から目に浮かぶようである。実践がうまくいったと感じている者はもちろん、あまりうまくいかなかった者も、自身の期待値ま

図表 1-43　受講者への動機づけ・現場実践を支援するツール

No.	タイミング	シート名	質問例	対　象
1	研修 1カ月前	プレシート（事前課題）	職場内コミュニケーションでの工夫と課題	受講者とその上司
2	研修当日	研修後アンケート	研修内容・受講環境・研修後に取り組むこと	受講者
3	研修 3カ月後	フォローアップアンケート （事後課題）	研修後の取組状況	受講者とその上司

ではいかずとも、少なからず手応えは感じているようにうかがえる回答が多い。

　受講者同士のつながりが作れたかを問う質問についても、研修後に担当業務のことで情報交換をしたり、実際に再会して親交を深めた者もいたりと、具体的な行動に踏み出した例が見られた。

■今後の展望

　初任者研修は、2015年度の大幅なプログラム改定から毎年、アンケート等をもとに内容を微調整しているが、受講者の関係構築力（きく・伝える）を向上させる契機として内容が定着してきた感がある。

図表 1-44　フォローアップアンケート結果①（選択式）

（2017年度研修、n=52、設問と回答を抜粋）

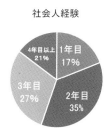

社会人経験

1年目	9人
2年目	18人
3年目	14人
4年目以上	11人

取り組みは、うまくいきましたか？

とてもうまくいった	0人
うまくいった	34人
あまりうまくいかなかった	17人
まったくうまくいかなかった	1人

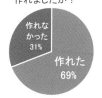

研修後に続く"つながり"が作れましたか？

作れた	36人
作れなかった	16人

図表1-45　フォローアップアンケート結果②（自由記述）

◆取り組みがうまくいったと回答した例

具体的にどんな取り組みを行いましたか？ ➡	取り組みは、うまくいきましたか？
■研修で学んだ「報・連・相」を活用し、自分の中である程度の話さなければならないことをまとめ、長々と話すのではなく結論から簡潔に述べることを徹底して行いました。また、他部署や他企業の方と話す際に、依頼の際や断りを入れる場合はクッション言葉を活用しました。	◆依頼の際や断りを入れる場合にクッション言葉を活用することにより、相手に不快な思いをさせず波風を立てないことにより、円滑に業務が回る気がしました。また、自分の中である程度話すことや考えることをまとめ、簡潔に述べることを徹底した結果、上司や先輩との会話で、伝えたいことや意図が伝わるようになり、聞き返されることが少なくなりました。
■業者と日々接することが多いので、業者にこちらの要望ばかりを伝えるのでなく、業者の話を今まで以上に聞くようにした。	◆今まで以上に業者の要望や意見を聞き入れることで、価格交渉などもスムーズに行えるようになった。また、今まで以上に業者からもさまざまな情報をもらうことができ、業務の幅が広がったように感じた。
■期限を聞く。また、終業時に「今日やった業務」、「明日行う業務」などを書き出し、業務のスケジュールを立てた。過去のファイル等を見て自分なりに調べてから確認や質問をした。	◆できた、できていないがわかるため優先順位が付けられるようになった。やり方を聞くだけでなく、「どうつながるのか」を考えるようになった。いろいろなことに気付くことができるように頑張りたい。
■同部署内で、簡単ではあるが1日の業務内容を報告し合い、手伝えるところやカバーしてほしいところの確認を行っている。	◆お互いにカバーし合うことで、個々の負担が減り、業務の効率化が図られたと感じるため。

◆取り組みがあまりうまくいかなかったと回答した例

具体的にどんな取り組みを行いましたか？ ➡	取り組みは、うまくいきましたか？
■自分とは違った意見を持つ人に対して、自分の価値観や見方のみで相手の考えの善し悪しを判断しないよう、受け入れるように努力した。同じ部署内の職員、上司とのコミュニケーションはもちろんのこと、他部署との交流にも参加して働く仲間としての輪を広げるようにした。	◆自分とは全く反対の意見や考え方をすぐに受け入れるのは困難であるけれども、物事のとらえ方は人それぞれあるので少しずつでも考え方の視野を広げていければと思う。コミュニケーションは以前より取れるようになり、他部署の職員との交流も増えたと思われる。
■自分から話しかけるようにし、できれば世間話などもしてみる。相手が忙しそうな時は「今、聞いても大丈夫ですか」と一言声をかける。	◆医事課内や違う部署、病棟のさまざまな人に声をかけることはできたが、深いコミュニケーションを築くところまではできなかったと感じる。忙しい相手には、一言声をかけることにより次の指示を仰げるようになった。

◆研修後につながる"つながり"が作れましたか？

作れた	作れなかった
■同じ県内の参加者とは仕事上でのやり取りがあり、わからないことがあれば質問や相談をしている。この研修がなければこれほど親密になることはなかったかと思うので非常によかった。このつながりを大切にしてこれからの職務に生かしたいと思います。	◆病院同士のつながりがないと、個人でつながり続けるのは少々難しいと思った。しかし、広報誌などで見覚えのある名前や顔を見つけられるようになり、研修を思い出すきっかけにもなる。
■私は、同じ部署に同い年の同期はいませんが、研修会を通して違う病院での同期を作ることができ、研修会後も数回ご飯会を用いて交流していく中で、相談し合える仲間ができました。	◆自分の業務と同じ医事課の方が全員というグループではないため、その後の業務につながるようなつながりができなかったなと思いました。ですが、さまざまな年齢層と課の方々がいたことで普段話せない話をすることができたので、よい刺激になったなと感じられたので有意義な時間でした。
■グループラインを作成し、何か困ったことがあった際は相談できるようになった。	

　一方で、時勢を受けた新たな試みもある。働き方改革の推進策として、2018年度から、各階層別研修（初任者研修・中堅層向けのリーダーシップ研修・管理職向けのマネジメント研修）に「労務管理」の講義を加えることとなり、初任者研修においては労働基準法の基本として、労働時間や休日・休暇の基本を講義した。初任者の段階から、限りある資

源（時間）の中で成果を上げる意識を醸成するのが狙いである。

　初任者研修を継続していくうえでの課題もある。研修スタッフは各地の済生会病院からの派遣で構成しているため、異動等の都合で毎年、若干名の入れ替えがある。運営の関わりが長いスタッフが戦列を離れると研修の品質担保が難しくなるため、今後は一定品質で研修が提供できるように、講師用マニュアルの整備や映像収録等、ノウハウを今以上に可視化する試みも進めている。

　さらに2022年度には、かつて初任者研修を受講していた者がはじめて、講師として運営側に参画することになった。このような、学びを後進に伝えていく風土が今後とも醸成されれば、研修の画期に関わった者としては本望である。

第5章 新入職員研修
―社会人・医療人・組織人への移行を支援する―

　ここからは、新人研修を取り上げる。階層別研修の中でも、新入職員の入職時における研修は、多くの医療機関が実施していることだろう。なかば年中行事化している新人研修の意義を改めて振り返り、新人が現場で活躍できるように、どのような工夫が考えられるか、実践例を通じて確認していくことにする。

学生から社会人・医療人・組織人への移行を支援する

　毎年4月は多くの病院で入職式・新入職員研修が行われ、年中行事のひとつとして年間スケジュールに組み込まれていると思う。この新人研修、皆さんの病院ではどのような狙いを持って実施しているだろうか？まずは筆者なりに、新人研修のポイントを振り返ってみたい。

　筆者は、新人研修を「入職者が社会人・医療人・組織人の意識を持つための、最初の支援プロセス」と考えている。以下、具体的に説明する。

（1）社会人への移行

　学生時代までは、世の中からあらゆる価値を受けて自己の成長を図っていく存在であった。それが社会人となると、「価値を与える側」に立つことになる。つまり、入職を機に、働くことを通じて対価としての報酬を得て自己研鑽を図り、次の価値創出を目指していく人材が社会人であることを、新入職員には第一に意識してもらうことが必要である。

　学生から社会人に身分が変わることで、周囲を取り巻く人間のタイプも変化する。つまり、学校の同級生を中心とした価値観の似通った関係から、同じ職種という共通点はあれど、生まれ育った環境も経験も多様な人々と自分から関係を作って関わっていくことが大事である。彼らと

協働して価値を出していくためには、相応の振る舞いや言葉遣いを通じて相手に敬意を示し、かつ、相手に意図が正確に伝わるようにやりとりを重ね、時として失敗しつつも、前向きにチャレンジしていける人材となることが求められる。

　以上から、新人研修の時期に、多様な人々と協働するための約束事（院内ルールやマナー）をまとまった時間で伝えていくことは、今後の新入職員の活躍を考えても、かつ、その周囲にいる職員にとっても有効である。

（2）医療人への移行

　医療職は学生時に、専攻した職種の基礎教育を修了して入職してくるが、それだけでは対価を得て仕事を続けていくのは難しい。どの職種であっても、患者さんに相対する一医療人として職務に従事する以上、踏まえるべき医療知識や倫理、医療情報の扱いなどを早い段階で習得する必要がある。医療にまつわる約束事を、施設での状況を踏まえて学習することで、はじめて一医療人として患者さんに価値を提供できるレベルの振る舞いが成り立つのである。

（3）組織人への移行

　社会人、医療人としての初期教育とともに、自身が属する組織の役割と理念・基本方針、そして、その変遷を具体的に理解することは、入職した職員がその病院の一員として誇りを持って連携し、地域に医療という価値を提供していくためには不可欠である。

　就職活動時は、入職候補の病院に関して得られる情報は限られているが、入職時は、就職先に選んだ新入職員に、あらためて勤務先のさらなる魅力を実感してもらうチャンスでもある。

　各職種や地域の医療機関が連携して医療を届けていく種々の活動を伝えるべく、各職種の職員が直接、新人研修の講師として実際の現場の様子を語ったり、懇親の場で新入職員と交流を持ったりすることで、心強

さや心意気、そして愛着を感じてもらうことも、新入職時における研修の重要な役割である。

このように、社会人・医療人・組織人としての意識を醸成させることで、いざ現場に出て行くうえでの心構えが新入職員にできてくれれば、入職時の導入教育として、まずは及第点だと思う。

以下、3つの実践例（フォローアップ研修1事例を含む）を通じ、社会人・医療人・組織人への意識醸成のプロセスを、具体的に見ていきたい。

実践例6　済生会横浜市東部病院　「新入職員オリエンテーション」

■実施経緯

当院では開院間もない時期から、ほぼ現在の形態で新入職員向けの導入研修を実施している。職種の異なる新入職員が一堂に会する機会は新入職時が唯一であるため、当院職員としての自覚を高める場として種々の工夫を凝らし、オリエンテーションを実施している。研修では図表1-46のとおり、4つの目標を掲げている。

図表1-46　新入職員オリエンテーションの目標

1. 急性期医療に携わる職業人として最低限必要な知識・技術・態度について理解する。
2. 東部病院の職員として生活するための基本的事項・施設について理解し、利用できる。
3. 社会人としての基本的マナーを理解し、行動に移すことができる。
4. 東部病院の新入職員としてともに働いていくための人間関係を作ることができる。

図表1-47　標準的な全体プログラム

●日目	1	2	3	4	5	6	7	8	9～
名称	全体研修		グループ研修			宿泊研修			以降、配属先部署にて導入教育
対象（原則）	全職員		初期研修医＋Dr以外全職種		休日	初期研修医＋Dr以外全職種		休日	
場所	多目的ホール		多目的ホール他、院内会議室			院外施設			
ねらい	新入職員として必要な基本知識習得		基礎知識・スキルの習得および職員の相互理解			コミュニケーション力の醸成および職員の相互理解			
内容	・当院の役割 ・院内施設とルール ・医療と情報 ・医療安全 ・医療と倫理 ・医療と患者サービス		・BLS＋AED ・電子カルテ ・接遇研修 ・KYT（危険予知トレーニング） ※半日単位で上記4講座を受講			－「聞く」とはどういうことか －「合意を得る」とはどういうことか			
効果測定	講座アンケート・確認テスト		アンケート			アンケート・振り返りシート			

※休日のタイミングは、各年度の暦に合わせて調整している。

■実施概要

　実際のプログラムは、入職初日から6日間を、3つの形態に分けて実施している。図表1-47に、プログラムの全体像を示す。

（1）全体研修

　入職初日の辞令交付式のあと、院内の多目的ホールで計2日間実施する。当院で勤務するうえで、職種を越えて必要な知識の習得を目的として、ほぼ座学形式で実施している。主な内容は、下記のとおりである。

　①当院の役割を知る……済生会および当院の理念と基本方針・設立の経緯と現状・課題、無料低額診療事業、災害医療拠点病院としての役割、地域中核病院としての役割

　②院内施設とルールを知る……就業規則、院内ルールについて

　③医療と情報……個人情報保護、診療録の留意点、DPC について、

診断書作成

　④医療と安全……医療安全、感染管理、薬剤管理

　⑤医療と倫理……患者さんの権利と責務、職員倫理、身体拘束、倫理
　　委員会の活動

　⑥医療と患者サービス（医療人として働く）……メンタルヘルス、メ
　　ディエーター研修、ハラスメント対策

　これだけの内容を短期間で提供するために、全体研修では次の2点に
留意している。

①**院内職員による講義**……各講座は上記テーマにおける主管部署の所属
　長、およびそれに準ずる者が講師を務め、実際のところで重視すべき
　点を伝えている。

②**各種情報の定着策**……新入職時には把握すべきことが多岐にわたる半
　面、2日間という短い間に伝えられることは限られている。そこで、
　以下の工夫をしている。

　・受講者の集中力を考慮して、多くの講座が15～20分単位、ポイン
　　トのみを伝える内容で構成している。

　・新入職員には、オリエンテーション後も折に触れ参照してほしい内
　　容が多い。そのため、受講者配布用の資料は（特にルール系の講座
　　は）投影用のスライドに増補し、受講者が参照しやすい word 形式
　　で作成している。

　・記憶定着の一助となるように、1日目・2日目の内容に分けて「知
　　識確認テスト」を実施している。各講座の内容から選択式か用語短
　　答式の設問を作成、受講者が聴きっぱなしにならないように記憶を
　　呼び起こすきっかけにしている。

　なお、この全体研修に関しては、2020年度からeラーニングのコン
テンツとして作成され、新入職員は入職後1週間程度で受講することに
なった。各講義とも、視聴後の理解度確認テストにおいて一定点数以上
を得点するまでは繰り返し視聴・受検することが義務づけられている。

（2）グループ研修

　全体研修後の2日間はグループ研修と銘打って、職種混成のグループ（1グループあたり25〜30人）に分かれて各テーマに沿った講義・演習を展開している。各テーマで企画した内容の習得を目指すことはもちろん、実習の場をふんだんに取り入れることで、お互いの職種に依拠したものの考え方の多様性を認識してもらうことが狙いである。

　具体的には、以下の4テーマを各半日間、実施している。受講者は2日間かけて、全4講座をひととおり受講する。なお、接遇研修以外は院内の職員が講師を務めている。

① BLS ＋ AED トレーニング

　マネキンを用いて、BLS（=Basic Life Support）の実習を行う。講師は、BLSのインストラクター資格を持つ職員が務める。受講後は、日本救急医学会認定の修了証を発行している。

②電子カルテ演習

　当院で使用する電子カルテの基本操作を、実際のPC端末を用いて行っている。情報システム室職員と院内の医療職がインストラクターを務めている。

③危険予知トレーニング（KYT）

　院内の病室を2〜3場面再現し、患者にとってどこにリスクがあるのかを話し合う。同じ場面であっても職種によって視点が異なることを、具体的に認識してもらっている。院内の医療安全を担当する職員等、医療職が講師を務めている。

④接遇研修

　マナー研修というよりは、学生と社会人との違い、医療職として留意すべきことを踏まえたうえで、最低限の接遇マナーを講義・演習を通じて習得する。講師は、医療現場での実務経験がある外部の方にお願いしている。

　なお、2020年度以降、グループ研修は新型コロナウイルス感染症への対策を講じたうえで、②〜④を入職時に引き続き実施している。①は

入職後半年程度をかけ、1回あたり最大6人までのグループで実施している。

(3) 宿泊研修

オリエンテーションの締めくくりとして場所を院外に移し、1泊2日の合宿形式の研修を実施している。院内で協働する者同士の原点に立ち返り、コミュニケーションの聞くことと合意を得ることの2点において、講義・実習を交えたトレーニングを行う。

本研修も、演習は職種混合のグループ単位で行い、研修医はグループに原則1人配置するようにしている。1日目の夕刻には懇親会を催すため、研修後の院内でも、同期である異なる職種同士が会話を交わす姿がよく見られ、かなり親睦が深まっていた。

なお、2020年からは宿泊研修を中止していたが、2022年度は、対象の新入職員を2つのグループに分け、院内の多目的ホールにて、日帰りの1日コースとして実施している。

■効果検証

全体研修・グループ研修・宿泊研修のそれぞれでアンケートを実施し、全体研修で知識確認テストを実施している。その一部を示す（図表

図表1-48　全体研修アンケートの抜粋（"4つの目標"の到達度、2019年度）

目　標	達成したと思う	どちらともいえない	達成していない
1．急性期医療に携わる職業人として最低限必要な知識・技術・態度について理解する。	82%	15%	3%
2．東部病院の職員として生活するための基本的事項・施設について理解し、利用できる。	83%	14%	3%
3．社会人としての基本的マナーを理解し、行動に移すことができる。	81%	6%	3%
4．東部病院の新入職員としてともに働いていくための人間関係を作ることができる。	92%	5%	3%

※実際には、各選択した理由を、自由記述で記入してもらう体裁である。

1-48)。

　アンケート内容は報告書にまとめたうえで、人材開発支援室の会議で検証し、プログラムの見直しに使用するほか、各講師にも講義アンケートの結果をフィードバックしている。

　なお、当院では期中に入職する職員も相応にいるため、原則、各月1日には、入職式として院長による入職辞令交付、その後は新入職員オリエンテーションの短縮版（1日間）を開院以来、実施している。医療人、そして当院職員としての誇りを持ってほしいとする思いの表れである。

　次に、中小規模病院において、新人研修の目的を再考し、プログラムを改善した例を取り上げる。管理職研修と同様、医療法人社団 東山会 調布東山病院 人材開発課課長の阪下絵美氏にお話をうかがった。

実践例7　調布東山病院 「新入職員導入研修」

　医療法人社団東山会は2008年に現理事長体制となって以降、人と組織の想いのベクトルを合わせる組織人としての人材育成を重要な取り組み課題のひとつとしている。その一環として、新入職員向けの導入研修が、組織人としての育成に関して有効性が高い場になると考え、2018年に新入職員導入研修（以下、導入研修）の再構築を行った。

■研修再構築の前提　—モチベーションとエンゲージメント—

　導入研修といえば、入職式、組織方針説明、医療安全など必須研修項目の実施などがイメージされ、半ば恒例行事として形式的に実施されるケースも多いと思われる。しかしながら、入職時は「この法人で働くスタート地点」であり、一度しかないタイミングのため、ここでどのように新入職員に対応するかは実は非常に重要である。

　個人が組織で成果を出すためには、大きく3つの要素が必要と考え

図表1-49　組織で成果を上げるために必要な3要素

① 個人の能力・スキル　　　**② 組織特性の理解**

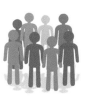

- 社会人マナー
- プロフェッショナル
　としてのマインドセット
- 基本的な仕事の進め方
- 職務知識
- 職務経験　　　etc

- 方針
- 歴史
- 組織構成
- 人(上司・同僚・部下)
- 文化
- 特有の業務ルール　etc

③ 高いモチベーション

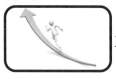　**←入職時は高い！**

る。第1に個人の持つ能力・スキル、第2に組織の方針や人、ルールといった組織特性の理解、そして第3に、行動を起こし成果を上げる土台としての高いモチベーションである（図表1-49）。

　多くの場合、就職に際しては、自分でよいと思った組織を選択して入職するため、入職時のモチベーションは高い位置から始まるが、実際に入職したあとイメージと相違があった場合、時間経過とともにモチベーションが下がる。いわゆるリアリティショックである。そこで、イメージと実際の相違を少なくする、もしくは、想像以上によいと感じてもらうことで、入職後も継続的にモチベーションを維持・向上させることを組織は目指す必要がある。以上から、入職時の高いモチベーションを維持・向上させることが、新入職員が組織で成果を出せるようになるためのポイントのひとつである。

　一方、職員の組織に対する愛着心や思い入れのことを、エンゲージメント（engagement）と呼ぶ。このような感情は多くの場合、組織側の努力もあって初めて職員側に生じるものであるため、最近では「個人と組織が対等の関係で、互いの成長に貢献し合う関係」のことを指すとされている。導入研修は、職員がエンゲージメントを最初に感じる場であ

るともいえる。

　以上、モチベーションとエンゲージメントという2つのキー概念をもとに、実際の準備・設計を進めていった。

■研修再構築の3つのポイント

　再構築以前の導入研修は、入職式と組織方針、必須研修項目をカバーした簡潔な内容で構成されていた。図表1-50の左側である。再構築にあたっては、以下の3点を踏まえて業務を進めていった。

(1)「研修目的」の明文化

　導入研修の目的を「新入職員の早期戦力化を促進し、組織の目標達成に寄与する」と明文化した。ここでいう「早期戦力化」とは、組織の目的に沿った行動・成果をできるだけ早いタイミングで出せるようになってもらうことである。職員が行動し、成果を上げることは組織に有益であるだけでなく、職員本人もやりがいや貢献感を持つことにつながり、結果、エンゲージメントの向上に寄与することになる。

(2) 院内関係者の当事者意識を醸成

　研修を効果的に実施するにあたり、関わる職員すべての当事者意識の

図表1-50　導入研修プログラムの再構築

■旧導入研修
日　程：2017年4月1日（1日間）
参加者：17人（新卒3人、既卒14人）

時間	内容
午前	入職式
	東山会病院方針・各部門方針説明
	職員総会DVD放映
	医療安全
昼	昼食
午後	禁忌薬の取り扱い
	医局紹介
	接遇マナー研修
	オリエンテーション・手続き
	個人情報管理
	各部署紹介
夜	懇親会

■新導入研修
日　程：2018年4月1日～4月4日（4日間）
参加者：17人（新卒5人、既卒12人）

時間	4月1日	4月2日	4月3日	4月4日
午前	連絡事項		連絡事項	連絡事項
	入職式	社会人マナー研修（外部）※新卒のみ	ユマニチュード研修	接遇マナー研修
	方針説明			人事制度
	医療安全概論			
昼	昼食会			昼食
午後	医療安全各論			ユマニチュード研修
	組織紹介			
	コンプライアンス			
	システム			
	規則・施設		連絡事項	連絡事項
夜	懇親会			

醸成は大変重要と考えた。新入職員の入職は、受け入れ部署と人事部門だけでなく、組織全体で歓迎・受け入れ・支援の雰囲気を作ることがエンゲージメントの向上につながるからである。

　当法人では、多職種が参加する研修・育成マネジメント委員会が組織されている。今回は同委員会による全面バックアップのもと、研修担当として半年間、経営陣や管理職が参加する種々の会議体に出向き、研修目的を共有したうえで導入研修の重要性、および全職員の協力が必要であることを説明した。

　一方で、導入研修の講師を務める職員とは個別に打ち合わせ、同じ意識で取り組めるように働きかけを行った。

（3）新入職員のための研修設計

　研修設計に際しては、組織目線で習得してほしいことの網羅以上に、新入職員のための研修となるよう、主に次の3つのポイントに留意した。

①経営陣との交流

　新入職員が経営陣や組織方針を身近に感じられることは、組織とのつながりを深めるために有効である。そこで、理事長、院長、各部門長からの方針説明時間を十分に確保するため、例年60分であった講義を90分に延長した。新入職員が法人の目指す方向、およびそれに沿って各部門がどのような方針で業務に取り組んでいるかを最初に理解することは、これから現場に配属されるにあたり、どのような心持ちで業務に取り組めばよいかを知る重要な機会となる。

　また、研修初日には、経営陣との昼食会を実施した。新入職員3〜4人と役員2人でテーブルを囲み、ざっくばらんな雰囲気での会話を通じ、結果的に打ち解けた場が作れたように思う。法人の方針を提示する役員も、同じ組織で働く1人として新入職員には親近感を感じてもらえたようである。

②業務遂行の円滑化支援

　新入職員が導入研修で受け取る情報量は膨大であり、業務を通じて

図表1-51　業務に生かせる情報提供

> ➢各講義に目的とまとめのスライドを挿入
> ➢担当者名と連絡先を明記

<各講師に配布したスライドテンプレート>

この講義の目標	まとめ
（例）○○○についての基本知識を確認する （例）○○○についての当院でのルールについて理解する	（例）○○において重要なポイントは●●であること （例）○○について、不明な点があれば○○科/○○までご相談ください

> ➔学習効果の向上
> ➔他部署の各担当者との交流促進

徐々に理解していく項目も多い。そのため、各講義のスライドには、冒頭に講義目的、巻末に内容のまとめを設け、その分野の担当者の名前と連絡先も漏れなく掲載した（図表1-51）。不明点の連絡先がすぐわかるようにすることで、配属後、新しい組織になじむうえでのストレスの軽減を図った。

　また、研修資料は印刷物の配布に加え、資料データは職員が誰でも閲覧できるように、法人全体の共有フォルダにアップした。これにより、新入職員の所属長も内容を確認でき、研修での学習内容を踏まえて現場指導に当たれるようになっている。

　そして、研修当日は適切な休憩時間の確保、飴などのリフレッシュメントの提供等を行った。いずれも細かな配慮ながら、研修を通じて新入職員が組織から必要とされ、支援されていると体感してもらうことを狙いとした。

③同期入職者とのつながりを強化

　同期入職者との連帯感を育むことは、職員のエンゲージメント向上に役立つ。そこで、受講者の座席をスクール型式ではなくアイランド型に配置したり、名前を覚えやすいように卓上ネームプレートを設置したりすることで、複数人の同期との会話を促した。

図表1-52　導入研修プログラムの変更点

	2017年度	2018年度
参加者	全員 医師は1日目の午前中のみ	全員 医師も原則として参加
日　程	1日間	4日間
研修の流れ	講師のスケジュール都合による講義設定	受講者の理解を重視し、 概論から各論へ講義展開
プログラム	・セレモニー 　（入職式、懇親会） ・組織方針 ・必須研修項目	・セレモニー 　（入職式、昼食会、懇親会） ・組織方針 ・必須研修項目 ・組織として注力する項目 　- 社会人マナー外部研修（新卒） 　- 院内接遇マナー研修 　- ユマニチュード研修 　- 人事・評価制度研修

　また、研修日ごとに席替えを行い、新入職員の孤立や固定グループ化の予防にも配慮した。研修初日は同じ部署や職種など打ち解けやすいグルーピングにし、別の日には医師も含めて多職種のグルーピングにした。さらに、これまで別枠で研修を行っていた医師についても、原則として他職種と一緒に参加できるように業務を調整した。以上により、エンゲージメントの向上と同時に、多職種連携による業務遂行によい効果があることを期待した。

　以上を踏まえた2018年度の研修プログラムが図表1-50の右側である。プログラムにはユマニチュードや人事制度の説明など、組織として注力している項目を追加した（図表1-52）。

■実施結果

　図表1-53に、実施後の受講者アンケートの一部を紹介する。自由記述から、組織とのつながりに言及したエンゲージメントを表すコメントが複数寄せられた。アンケート結果から、研修を通じて組織や人とのつながりを意図的に深めていくことは、新入職員の貢献意欲の向上につながることが確認できた。

　なお、研修の良好点や来期に向けた検討点は1枚のシートにまとめ、次回の検討を本格的に着手する際の参考にしている（図表1-54）。

図表1-53　導入研修アンケート結果（2018年度）

　　　　　　　　　　　　　　　　　　　　　　　　　　※自由記述を一部抜粋
＜全体について＞

●アットホームな雰囲気で、各部署が目標を持って積極的に取り組んでいるのが伝わってきた。ここに入職できてよかった。頑張っていきたいと思える内容でした。

●東山会のみんなで一緒に頑張っているところ、温かい想いが伝わり、これから、共に働くことができると思うととてもうれしいです。明日からまた頑張ろうと思います。

＜講義について＞

●動画や実例があり、イメージしやすかった。組織全体の方針もわかりやすく、全員が同じ方向を向けるように感じた。

●一つひとつ丁寧で、それぞれ医師の紹介などされていて、どんな方なのか知ることができたのでよかったです。

●事例を使った説明やDVDなどあり、理解しやすかった。

●一つひとつのスライドが見やすくてわかりやすかった。

●具体的に教えていただき、大変わかりやすかったです。

図表1-54　振り返りシートの一部

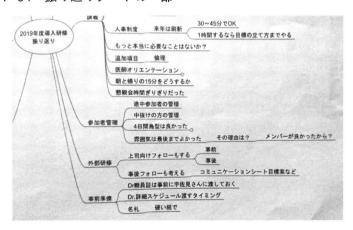

■さらなる改善

　2019年度の導入研修では、新たに2つの取り組みを行った。第1に、医師向けのプログラムを創設し、研修の2日目に組み込んだ。以前は全体研修のみで速やかに診療に入っていたが、他職種と同様、法人の方針を十分に伝え、かつ、診療に際して必要最低限の関係者（看護、薬剤、検査等の部門）と顔を合わせることで、診療場面における関係性向上の促進を図った。

　第2に、期中入職者向けの導入研修を開始した。4月ほどの研修時間は取れないものの、近しい入職時期の新入職員をまとめて（例：8月・9月・10月入職者は10月に導入研修実施）研修のダイジェスト版を実施することで、4月入職者同様に、中途入職者のエンゲージメントを図ろうという試みである。

■今後の展望　―導入研修を、新たな組織文化構築のきっかけに―

　エンゲージメント向上に着目して導入研修を計画・実施することは、新入職員の組織化の促進およびモチベーションの維持・向上につながり、早期戦力化に貢献できる可能性がある。今後の課題としては、入職時の意欲が実際の行動につながっているかの検証方法を検討し、研修と現場実践の相互関係を強化していきたい。

　導入研修で一体感を感じるのは、新入職員だけではない。法人全体で同じ目的を持って導入研修に関わることで、関係者全員で新入職員を迎え入れる意識を醸成できた点は、導入研修後にもよい影響を及ぼすことが見込まれる有意義な結果となった。この取り組みを続けていくことで、職員全体で新入職員を歓迎し、支援をすることを組織文化とし、定着させていきたい。

　以上、新入職員の入職時の研修に関して2つの実践例を紹介した。一方、入職後の勤務経験を踏まえたうえで、「フォローアップ」として総務・人事が研修等で新入職員をサポートする例もある。以降ではその

フォローアップの実践例を取り上げる。済生会横浜市南部病院　人材開発室主任の廣川幸雄氏、研修担当の長島彩乃氏にお話をうかがった（所属は取材当時のもの）。

実践例8　済生会横浜市南部病院　「新採用者研修」

■実施経緯　—多職種で新採用者の成長を支援する—

済生会横浜市南部病院（以下、南部病院）は、横浜市の地域中核病院構想により誕生した横浜市初の地域中核病院である。1983年の開院以来、横浜市南部地域の高度急性期病院として、安全で質の高い医療を市民に提供している。

南部病院では、多職種協働により良質な医療を提供し続けていきたいとの思いから、2011年に「チーム医療総合教育センター」を開設し、多職種が協働してチーム医療の推進を教育面でサポートする体制を構築した。同センターは2019年11月、市民公開講座や開業医対象の症例検討会等、地域を顧客とする教育企画・運営をも範疇とする「統括教育センター」へと改組している。

現在、センターには多職種からなる13人の職員が在籍し（一部は兼務）、その推進役として機能しているのが、事務職員4人からなる人材開発室である。

センターとしては、入職時から多職種協働の意識づけを図る目的で、一連の入職時教育を主催している。具体的には新卒者の入職から1年間、4月の新採用者オリエンテーションを起点とする4つの教育施策を企画・運営している（図表1-55）。

新採用者オリエンテーションの直後から新入職員は各部署に配属され（看護師は5月上旬から）、その後は現場での実践を重ねつつ、①入職1カ月後の5月に「1カ月フォローアップ研修」、②3カ月後の7月に「3カ月フォローアップ研修」、そして③1年目の締めくくりとして翌年の2月、3月には「なでしこ成長発表会」に参加している。

図表1-55　南部病院の新採用者向け教育施策

※太枠内が、本稿で紹介する研修

時期	4月	5月	7月	3月
研修名	新採用者オリエンテーション	1カ月フォローアップ研修	3カ月フォローアップ研修	なでしこ成長発表会
期　間	4日間	半日間	1日間	1日間（看護職）＋半日間（初期研修医・医療技術職・事務職）
ねらい	・済生会横浜市南部病院の役割を理解する ・医療人として、必要な知識・技術・態度を身につける	・心肺蘇生を学び実践することで、南部病院での医療を担う一員としての自覚を新たにする	・自己効力感を高めながら、南部病院のチームの一員として働くことを意識し、入職して1年後のなりたい姿を見いだす	・入職から今日までを振り返り、自身の成果・経験を発表を通して仲間と共有し、2年目に向けて原点回帰する
内　容	病院の役割、医療と安全、ビジネスマナー・接遇、医療倫理、チームビルディング、高齢者体験、車いす移乗等	・BLS講習（座学・実技）	・ストレスマネジメント講義 ・グループワーク ・目標設定	・新入職者が各自、1年の成果・経験をスライドにまとめて発表

　フォローアップは2010年度から看護部が①と③を開催していたが、センターが運営主体となった2015年度からは②を追加し、現在に続く多職種対象の企画へと進化させてきた。以下、①～③の内容を紹介する。

■各フォローアップの実施内容
（1）1カ月フォローアップ研修
　5月に開催する最初のフォローアップ研修として、具体的にはBLS（Basic Life Support）のトレーニングを院内の講義室で行っている。日本救急医学会のインストラクター資格を持つ職員が講師を務め、研修終了後は、日本救急医学会認定の修了証が出席者全員に配布される。

図表1-56　1カ月フォローアップ研修のアンケート回答

> ・ステップを1つずつ丁寧に確認しながら学ぶことができ、とても勉強になりました。はじめは圧迫もままならなかったのに、ポイントをつかんでできるようになりました。
> ・実際に胸骨圧迫したことのある先輩から、アドバイスや行った時の話が聞けてよかったです。
> ・何度もローテーションで行えたので、体で覚えることもでき、よかった。
> ・実際に人が倒れているところからCPR(※)を行うまでの流れを意識した状態で各役割に沿って行うことができました。本番でもできるように落ち着いて頑張ります。
> 　(※) CPR＝Cardio Pulmonary Resuscitation。心肺蘇生法の総称
> ・練習はできたが、実際に焦らずに自分が対応できるかという部分が課題だと感じています。教えていただいたことに自信を持つことが大切と思いました。

（自由記述から抜粋）

　受講後のアンケートには、順を追ってトレーニングをしていくプログラムのわかりやすさや講師の親身な指導についての意見が多くあがった一方、実際に心肺蘇生が必要な場面に遭遇した際の覚悟を改めて持った者も多数おり、研修の狙いはおおむね達成していると考えている（図表1-56）。

（2）3カ月フォローアップ研修

　続く7月のフォローアップ研修では、テーマを「ストレスマネジメント」とし、院外会場に新入職員が一堂に会して1日間、実施している。午前中は外部講師によるストレスマネジメントの講義。午後はグループワークを中心に、自身の作りたい職場についてディスカッションをしたうえで、グループごとに発表する。グループワークの実施形式は、ワールド・カフェを行ったり、理想の職場をオブジェにして表したりと、各年度の打ち合わせを踏まえて変化させている。

　研修の最後には、振り返りのシートを記載する。研修での学びを通じて、入職1年後までに達成したいことを考えたうえで行動目標を記述する。同シートは研修後も活用できるよう、現場における学習事項や周囲からの支援内容等を順次記録できる体裁にしており、研修時に立てた行動目標を首尾よく達成するためのツールとして機能している。

　研修後のアンケートでは、3カ月の現場勤務で自信をなくしていた部

図表1-57　3カ月フォローアップ研修のアンケート回答

・できなかったこと、きついことばかりに目が行きがちになっていましたが、頑張った
　ことを話して、良い所を見つけてもらったことで、より頑張ろうという思い、褒めて
　あげたいと思いました。
・動機として、他の職種の人たちの努力を知ることができた。「チーム」というものを
　実感できた。
・3カ月で頑張ったことを振り返ることで、自分の強みや成長を自覚できた。
・自分にも長所や強みがたくさんあり、それを職場で生かすことができるとわかった。
・具体的な目標を立て行動計画を考えることが、今度の成長につながっていく！
・物事の悪い面ではなく、良い面に目を向けていこうと思った。
・怖い先輩のいいところも探してみようと思いました。

（自由記述から抜粋）

分が低減したり、自身や先輩等の長所に目が向いたり、受講者との対話
により「チームであること」を再認識したり、さらには今後に向けて目
標を持つことの重要性に気がついたりと、研修の狙いに沿った回答が多
く寄せられている（図表1-57）。

（3）なでしこ成長発表会
　1年間の締めくくりとして、初期研修医を含む新採用者全員が、1年
間の経験内容を一人ひとり発表する場が設けられている。そのため、看
護部は日中の丸1日、その他の職種は平日夕刻の3時間弱を発表会の時
間に充てている。なお、開催概要は事前に院内広報され、全職員が見学
可能である（図表1-58）。
　発表者は、事前に説明用のスライドを作成する。テーマは「1年の経
験から学んだこと・私の大切にしたい○○」と自由度が高いため、発表
者自身で構成を考え、簡潔にスライドを仕上げることが求められる。本
番での持ち時間は、1人あたり5分。その中で、自身の実績報告、上司
からの一言コメント、質疑応答を行う。発表者は要点を手短に、かつ聴
衆に伝わるように話すプレゼンテーションスキルを磨く格好の場でもあ
る。
　発表会後のアンケートには、多職種の「同期」から現場の様子を聞
き、共感や気づきが得られたり、2年目に向けての意欲を新たにした旨

図表1-58　なでしこ成長発表会の院内広報用ポスター

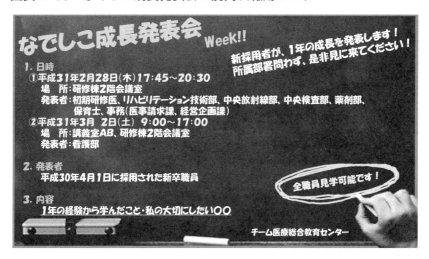

も書いてあったりと、おおむね好意的な回答があがっている。また、このような機会でもなければ振り返りの機会は持てなかった、と考えた者もいる。スライド作成時のアドバイスや本番でのコメントなど、この発表会をきっかけに、上司の参画をさらに促せる効能もあるため、事務局としても発表会を実施・継続する意義を改めて感じている（図表1-59）。

図表1-59　なでしこ成長発表会のアンケート回答（抜粋）

今回のなでしこ成果発表会はいかがでしたか？
●多職種の方についての発表が興味深かった。他の1年目の人達がどのように成長していったのかを知ることができた。
●共感できる部分、新しい気づき等、さまざまなものを感じました。
●皆と発表し合うことで現状を知ることができ、自分のモチベーションの向上につながりました。
■1年間を振り返ることで自身の成長を確認できましたか？
●4月と比較し、多少は余裕も出て患者さん、コ・メディカルとの関わりを深められた。
●自分に足りないところを改めて知ることで、次の目標ができた。
●このような機会でないと振り返ることがなかったのでよかったと思う。

■企画実施者のコメント

　最後に、今回お話をうかがった人材開発室のおふたりのコメントを紹介する。

　「最近は、職員に研修講師を依頼する際、対象者の状況や、企画者であるわれわれが想定している狙いを可能な限り、対面で十分な時間をとってお伝えしています。さらに、講義スライドが完成した段階でも講師と打ち合わせ、さらに受講者の理解を促進する内容になるよう、意識して動いています。われわれの直接の顧客は、ほかでもない研修を受講してくれる職員です。同じ研修時間を使うなら、少しでもその学習密度を上げ、研修での学びが現場実践につながるようにしていきたい。労力は要しますが、講師と受講者が『存分に教え・学ぶ場』を精度高く作ることが私たち人材開発担当の価値だと思って、これからも教育の面から、チーム医療の一翼を担っていきます」（廣川氏）

　「どんなに工夫された研修でも、場の雰囲気が固く発言しづらいと、効果は半減してしまいます。そこで、様子を見て受講者に声掛けをして緊張をほぐしたり、研修の合間に出すお菓子を工夫して会話が弾むようにしたりと、研修の場が最大限に活性化するよう、状況を見ながらサポートしています。新採用者も1年たつと、成長した様子がよく見えます。彼らの成長をサポートしてきた側として、この仕事にやりがいを感じています」（長島氏）

　以上のフォローアップ施策は、毎年、内容の微調整を図って継続している。

第2部
研修設計編
―「経験・勘・度胸」から「方法論」へ―

第2部は、研修設計編である。今まで事例中心に説明してきたが、今度は一つひとつの研修をどのように設計・運用していくと効果・効率・魅力を高められるのか、段階を追ってみていこう。折に触れ、第1部の該当箇所に戻りながら理解を深めてほしい。

第6章 効果・効率・魅力ある研修を目指して

　第1部では、職員の階層別に研修の実施ポイントと実践例を紹介してきた。第2部では、どの研修を設計する際にも通じる「方法論」の話をしていきたい。研修企画を一連のロードマップと捉え、設計・運営・評価の各段階のポイントを順次お伝えしていく。

研修設計で共通して押さえるべきツボ

　第1部で、階層別研修として合計8つの実践例を紹介した。これらの例を通じて、研修の受講者や研修内容のいかんを問わず、設計・実施に際しては、共通して押さえるべきツボがあることに気づいていただけただろうか。

　第1章で述べたように、研修実施をもってゴールとせず、研修活用までを見据えた一連のロードマップとして研修を設計していくこと、そして、教育手段としての研修のメリットを踏まえた内容で、設計・実施することが重要である。

　ここからは、研修設計を進めるうえでの共通のツボ＝方法論をテーマとして扱う。まずは、研修の質とは何かを具体的にしたうえで、代表的な方法論へと話を進めていく。

研修における3つの質　―効果・効率・魅力―

　研修の質を高めていくために必要なことを、効果・効率・魅力の3つ
の側面から具体的に見ていこう。

（1）「効果」を高める

　研修の効果とは、その受講者や組織において、何がしかのプラスの変
化が現れることである。つまり、研修直後のアンケートで高評価がつく
ことではなく、受講者が、研修での学習事項を深く理解したうえで、現
場にて学習したことを実践し、組織の状況に何がしかのプラスの変化が
現れて、はじめてその研修は「効果があった」といえる。そして、その
効果を明確に示すのが研修の目標である。

　そのために、まずはどのような職員に対して、どのような状態を実現
したいのか、いわば、教育の「入り口」と「出口」を明確にする。目標
と現状との差分をつかんだところで、そのギャップを埋める手段として
どのような教育を実施するのかを明確にする必要がある。

　また、実務知識や経験豊富な者が講師を担当すれば研修の効果が上が
る、とは限らない。受講者の関心や理解度を勘案し、受講後の実践につ
ながるような伝え方や研修前後の仕掛けの工夫等の「合わせ技」が必要
である。

（2）「効率」を高める

　研修の効率とは、費用対効果を高めることを指す。同じ教育効果を上
げるために投入する時間、金額、人員等のコストをなるべく減らして、
より安く、短時間に、そして労力をかけずに当初の目標を達成する必要
がある。

　多くの病院は、必要最低限に近いスタッフで日々の業務を回してい
る。加えて、昨今の働き方改革の影響で、職員の勤務時間に関する制約
はさらに厳しい状態となっている。そのような状況下でも必要な教育を

実施すべく、限られた研修時間内で学びの密度を濃くするための方策が求められる。

　また、講師を担当する職員は、往々にして教育に情熱を傾けられる「熱い人」が多いように思う。そのため、既存の教材に飽き足らずにオリジナルな内容を自作したり、スライドが盛りだくさんな内容になったりすることが多いのではないだろうか。

　そこで、教育への情熱は維持しつつ、既存の院内資料を活用したり、受講者の現状レベル・時間的制約も踏まえたうえで、学習内容を絞り込んだりするバランスも必要になってくる。

（3）「魅力」を高める

　研修の魅力とは、受講者に「またやってみたい」と思う気持ちを持たせることである。研修内容がどんなに役に立つものであっても、受講者にやらされ感が強いと、せっかくの学びも持続することが困難になる。現場で長らく疑問に思っていたことが講師の一言で腑に落ちる瞬間、新たなものの見方を得た時の驚きや充実感など、研修は多くの知的好奇心や刺激が喚起される場である。研修時間に、いかにこのような刺激を起こし、実践にまでつなげていけるかが、講師や人材開発担当の腕の見せ所である。

「経験・勘・度胸」から「方法論」へ

　このように、効果・効率・魅力を高めようと研修を組み立てる場合、その仕事の多くはKKD、つまり、担当者の経験・勘・度胸（！）による試行錯誤が多いのではないだろうか。例えば次のようなことが起こりがちである。

・研修を実施することがゴールとなっている

・見直されずに、年中行事のように長年続いている研修がある

・研修業務の大半が、日程・会場・講師を確保することに費やされて

　　いる
　・研修が現場でどのように活用されているか、把握していない
　・一連の研修業務が、特定の職員による「職人技」になっている
　逆に、院内のニーズをつかんだうえで本来の目標を見据え、研修の特性を踏まえ、一定の方法で研修業務を進めることができれば研修自体の成否の検証がしやすく、研修業務自体の再現性も高まるだろう。
　そこで、人材開発担当として押さえておきたい方法論が、インストラクショナルデザイン（Instructional Design）である（以下、ID）。
　熊本大学大学院教授の鈴木克明先生の言葉を借りれば、ID とは「教育活動の効果と効率と魅力を高めるための手法を集大成したモデルや研究分野、またはそれらを応用して学習支援環境を実現するプロセス」である（鈴木2005、p.197）。ID は、第2次世界大戦中、アメリカの軍隊で兵士を短期間に育成するための方法論として生まれた。その後、学校や企業において教育手法として発展・普及し、現在に至っている。
　方法論をもって研修設計を進めていくことで、担当者個人の経験則に依存せずに一定以上の水準で研修内容および研修業務の質を担保することができる。いわば、研修設計において「より良く試行錯誤できる」ための有効な手段といえる。

 ## 研修設計の５つのステップ

　本書では、ID の中でもよく使われる ADDIE（アディー）モデルをベースに説明していく（図表2-1）。
　ADDIE とは、研修のプロセスを分析・設計・開発・実施・評価の5つのステップに分けて進めていく研修設計のモデルである。いわば、PDCA サイクルの研修版と思っていただきたい。以下、各段階別に、どのような業務を進めていくのかを見てみよう。

図表2-1　ADDIEモデルの全体像

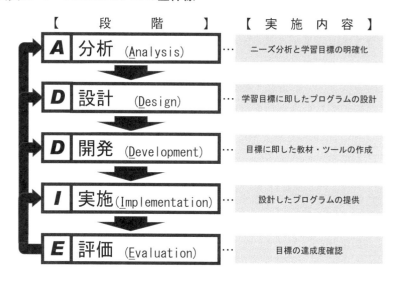

【　段　　　階　】	【　実　施　内　容　】
A 分析 (Analysis) …	ニーズ分析と学習目標の明確化
D 設計 (Design) …	学習目標に即したプログラムの設計
D 開発 (Development) …	目標に即した教材・ツールの作成
I 実施 (Implementation) …	設計したプログラムの提供
E 評価 (Evaluation) …	目標の達成度確認

（1）分析（Analysis）

　学習対象者はどのような属性・特徴を持つのか、現状を研修設計の初期段階で明確にする。何を知っていて、何を知らないのか、現場で直面している課題は何か、現場ではどのような立ち位置・階層にいる者か。さらには、現場上司が持つ問題意識は何か、経営課題は何か、など。これらの要素から学習ニーズを分析する。

（2）設計（Design）

　目指すべき学習目標を設定し、目標と受講予定者の現状の差分から、そのギャップを埋めるために必要な内容を洗い出す。それらの内容を整理し、研修プログラムを組み立てていく。

　組み立てるのは研修自体のほか、その前後、受講者の動機づけと行動変容をサポートする仕掛けの設計をも含む。研修の前・中・後を通じて受講者の関心を高めながら、順を追って学びが深まる「魅力ある」ストーリーを目指して構築を進めていく。

（３）開発（Development）

　いわゆる教材作成の段階である。教材はテキスト（スライド）に限らず、演習に必要なワークシート、アンケート、フォローアップツールなど、媒体も紙とは限らず、e ラーニングも教材の選択肢のひとつである。これらのうち、研修目標の達成に合致する最適な組み合わせを考えていく。

（４）実施（Implementation）

　研修本番に向けて、講師・受講者が最高の状態で所期の目標を達成できるように、事前準備や研修本番時のサポートをしていく。講師はもちろん、外部会場の場合はその施設関係者や病院側の運営スタッフの役割を明確にしたうえでコミュニケーションをとり、不測の事態にも十分対応できる体制を作っておくことが大事である。

（５）評価（Evaluation）

　研修の評価には、受講者自身の満足度、学習定着度、さらには現場での研修活用度（受講者の行動変容度）、果ては組織成果といくつかの段階がある。これらの評価を総括して、以降に実施する研修内容やプロセスの改善につなげていくことが重要である。

　以降、この５つの段階に沿って、研修設計の方法論を具体的に説明する。

第7章 分析の初期段階は「情報収集」

　第6章では、研修設計の方法論のひとつとして ADDIE（アディー）モデルを紹介し、5つの段階を経て研修サイクルを回すことを説明した。ここではその最初の段階である A（分析）を取り上げる。果たして、何から分析を始めたらいいだろうか？

 ## スライドを作る前に、やるべきこと

　研修の準備として真っ先に思いつくのは、資料の作成である。多くの方は、どんなスライドを作成するのか思案するのではないだろうか。たしかに、研修準備として重要な作業には違いないのだが、資料作成から準備を始めると、往々にして次のようなことが起こりがちである。

- ・伝えたいことが多くなった結果、スライドが盛りだくさんの分量になってしまった
- ・一方的に伝える場面が多くなり、理解を促進させるための受講者と講師、受講者同士のやりとりの時間が不十分になってしまった
- ・解説が研修時間に収まらず、後にいくほど "駆け足" になり、解説しきれない箇所が多く出てしまった　等

　これらの例はいずれも、企画の中心が「教える側」に向いているともいえる。研修の目的は、組織の意図したパフォーマンスを職員に上げてもらうためではあるが、肝心の受講者に受け入れられる内容でなければせっかくの力作（？）も効果が薄まってしまう。スライド作成に着手する前に、やることは多くある。

　ADDIE モデルに照らすと、この教材設計に関しては、3段階目の開発（Development）で取り組む内容である。開発以前の、分析

図表２-２　「入り口」と「出口」

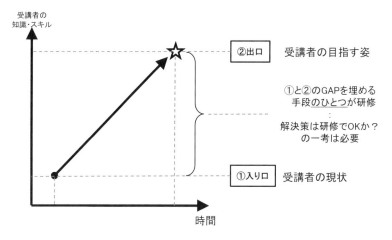

（Analysis）・設計（Design）のプロセスに十分に時間を使うことが重要である。

 ## 研修設計における「入り口」と「出口」

　ここで、研修設計に際して必要な骨格を、１枚の図表にまとめてみよう（図表２-２）。

　まず、受講者が、ある知識やスキルを学習する場合、身につける前の状態を「入り口」、そして身につけた状態を「出口」と呼ぶとすると、その差分を埋める手段のひとつが研修といえる。この入り口と出口が明確になっていなければその差分も変動することになり、企画が行き当たりばったりで進むようになってしまう。

　そこで、この両者を固めておく。そのうえで、具体的な研修内容や実施方法等、手段の内容を考えていくことが肝要である。

 ## 複数の切り口からニーズを分析する

研修企画は経営や現場からの要請、もしくは人材開発の担当者自身の

発案がおおむね出発点となる。上記で述べた「入り口」と「出口」のイメージを明確にするために、以下にあげる視点から、可能な限り情報を多く集めることが重要である。

（1）経営の視点から

　まずは自院の理念と基本方針、求める人材像の確認。そして中期計画や次年度の計画における重点施策、年度中の経営会議での議論等の情報収集。人材開発の目的はあくまでも経営目標の達成にある。そのため、上層部の動向は常にウォッチするようにしたい。

　加えて、各種医療経営セミナーや関連ニュース、専門誌等に定期的に触れることで、今後の医療環境がどのように動いていくのか、自分なりの見識を持てるようにしておきたい。2年に一度ある診療報酬改定も、医事課だけが把握していればいいものではない。改定内容に照らして、病院の経営課題が浮き彫りになるだけに、把握すべき有力情報のひとつである。

　これらの周辺情報が、自院において人材開発の企画立案、および現場インタビューをする際に有力な仮説を立てる一助となってくれる。

（2）現場の視点から

　業務を進めるうえでの課題は何か、部下はどのような状態にいるか、どんな動きをとれるようになるのが理想か、管理職自身が身につけたいスキルは何か等をヒアリングする。

　情報の収集方法としては、公式にアンケートの配布、もしくはインタビューの場を設けて聴取することもあるが、常日頃から雑談できる関係を各部門長や現場メンバーと作り、場合によっては先方から相談を持ちかけられるのが理想である。少なくとも、（タイミングを見計らい）現場に出向いたときに快く意見を聴かせてくれる状態を作っておきたい。

　また、対象者自身が学びたい点についても、情報の一部として知っておくとよい。組織のニーズと合致していれば、当事者として学習する意

欲が担保できる。

（3）顧客の視点から（患者・家族・地域等）

　自院の評判、患者さんや家族からの意見の内容を可能な限り把握しておくことも、今後の人材開発を考えるうえでの貴重な情報である。

（4）人事・人材開発の視点から

　人事制度がある場合には、各等級の定義や人事評価の項目の理解、人材開発でいえば、今まで実施してきた研修の実施記録やアンケート等を確認する。

　特に、今まで長らく実施してきた研修があれば、要検討である。当初企画されてきた時点とは、現場の課題感に変化があるかもしれない（例：当該スキルが現場に浸透してきた）。何年も同じ内容を実施してしまうことが研修ではありがちなので、現場の様子と併せて情報収集することをおすすめする。

 ## 果たして、解決策は研修でOKか？

　ここで、「そもそも」のことを考えておこう。上記であがっているニーズは、果たして研修で解決できるものだろうか？

　次のエピソードをお読みいただこう。あるコンサルタントが、企業に研修を依頼された時の話である。

　「私がトレーニング業界に入って間もないころ、あるクライアントから、従業員対象のモチベーションに関する研修を提供するよう依頼されました。準備を進めるうちに以下のことが判明しました。彼らがモチベーション研修を受けてから90日以内にパフォーマンスを上げなければ、研修対象者は解雇される状況にあったのです。（中略）

　このクライアントとの仕事を成功させるべく、対象者の仕事ぶりを見るために現場を訪問しました。少なくとも私には、想定されている研修

が、彼らの職を維持したり、パフォーマンス向上に貢献できるとは到底思えなかったからです。

その現場観察から気づいたのは、問題とされる従業員の誰もが PC 画面をまともに読める環境になかったということでした。照明が十分でないばかりに彼らは窓からの自然光に頼っており、それが画面の見づらさを招いていたのです。(中略)

この場合のソリューションは研修ではありませんでした。室内照明の改善と眩光防止スクリーンの導入でパフォーマンスは劇的に向上しました。スクリーン環境が良くなったことにより、以前では見過ごされていたエラーが打って変わったように判別可能になったからです」(ジョー・ウィルモア 2011、p.xiii)

上記は、根本の解決策が研修以外にあったことを示す一例である。組織で起こっている課題に対して、職員の知識・スキルの向上がその解決策とは限らない。例えば、ある部門の組織活性化が課題にあがったとしても、なにがしかの研修では解決しないことも多い。「組織活性化」の意味するところを具体的に絞り込んだうえで、人員構成の再検討や採用、人事評価項目の検討、新たな手当の支給等、解決の選択肢として教育以外の手段も考慮が必要なこともある。

人材開発の担当者としては、現場の要請をうのみにせず、自身でも事実を積み重ねて、解決策を思案する姿勢は忘れないようにしたい。結果、教育による解決策が万能ではないことも、持っておくべき重要な視点である。

● 設計前から現場との接点を持つ

情報収集を通じて現場と接点を持つことは、研修を組み上げ、いざ実施した際にも大きな効能がある。まず、対象者の上司である管理職から種々情報を聴取しているために、研修後に目指す姿を現場と企画側で共有できる。さらには、研修実施前の受講者への動機づけや受講後の研修

活用において、現場の協力が得られやすくなる。

　研修を、「対象者がある知識・スキルの重要性に気がつき、研修で学習し、現場で活用し、成果を上げるまでのロードマップを滞りなく進めていくプロジェクト」と捉えると、このロードマップ上、多くの場合、講師と受講者の関わりは研修当日のみである。むしろ、最終的な成果の出来栄えに大きく影響するのは、研修前後における現場上司の関わりである。それだけに、研修の企画担当者が現場上司と接点を持って企画を進めることは、現場の当事者意識の醸成においても有効である。

● 情報収集の次は "絞り込み" を行う

　種々の情報を照らしてみると、共通して焦点の当たってくる事象や受講対象が見えてくるので、次なる設計段階に進むために要件の絞り込みを行う。

　例えば、ファシリテーションの研修を組む場合、「中堅職員」とひとくくりで考えるよりは、現場の状況から、部署内会議体の進行を任されるのがおおよそ入職7〜10年目であるとわかれば、その対象者の現状把握がしやすいし、募集時も絞り込んで案内することができる。対象者が絞り込めれば、想定される受講人数やコスト、適切な広さの研修会場、そして、受講者の繁忙期を避けた時期等を考えることができる。

　さらには、当初はあるスキルを若手職員が身につける内容で進んでいたものが、上司がそのスキルについての理解が乏しいために、まずは上司対象の勉強会を企画する、というふうに打ち手も変わってくることがある。当初の仮説に固執せず、柔軟に発想してみよう。

　次章は、「出口」として目指す方向性と「入り口」の状況をさらに絞り込む。そのうえで、研修実施の到達点である学習目標を決め、目標達成のための要素を考える「設計」の手順について説明する。

第8章 「入り口」と「出口」を明確化する

　ここまで、研修設計の初期段階として「入り口」（受講対象者の現状）と「出口」（あるべき姿）の明確化が重要、そのためには組織・現場等、複数の観点から情報収集を進めることを説明した。ここではそれらの分析から、研修の「入り口」を絞り、「出口」である学習目標の明確化へと話を進める。

情報収集から受講者の分析へ

　第7章で触れた、ニーズ分析の一例を見てみよう。すでに紹介した、中堅職員向けノンテクニカルスキル研修（問題解決・ファシリテーション・交渉術）を例にすると、図表2-3のようになる。

　収集情報を複数の視点で分類した後、「出口」である対象者のあるべき姿を書いてみる。対象者自身の状態に加え、必要に応じて時間軸（例：○年以内に）や人数（例：○○人養成）等の要素も盛り込む。

　さらに、その出口の姿を実現する手段を列挙してみる。手段は研修とは限らない。研修以外の方法も、可能な限り書き出しておくといい。

　次に、「入り口」、つまり対象者の分析である。対象者の置かれている状況を具体的に列挙してみる。この作業により、ID（インストラクショナルデザイン）でいう研修の効果・効率・魅力をいっそう高めることができる。

　図表2-3に即して、複数の視点で対象者の現状をあげてみると、図表2-4のようになる。研修の方向性が思い浮かんだら、併せて書き出しておくとよい。

　なお、受講者の募集時には「研修を受けるべき人」を明確にして、関係者に周知しよう。万一、研修が受講者の状況（課題解決）にそぐわな

図表2-3　ニーズ分析の一例

情報の収集方法：管理職層へのアンケート、会議でのメンバーの意見交換、実地での聴き取り、日常での職員との雑談、研修事前課題における受講者からの回答、各種人事データ等

視　点	内　容
組　織	・設立10年を迎え、市の地域中核病院としての認知を相応に得てきた。 ・今後も良質な医療を提供し続けるため、次の部署責任者たる中堅職員（一般スタッフのベテラン層・主任・係長等）のスキル底上げが必要。
現　場	・中堅職員は部署内各業務のリーダー、若手の教育担当、会議の進行役等の役割を担っている。 ・中長期的には、院内の部署責任者、および地域での各種会合の推進役として、活躍の場を広げてほしい。
人事・ 人材開発	・階層別研修は新入職員時と管理職への昇進時の2階層のみ。中堅職員の役割意識の醸成や必要なスキルを養成する研修は特になし。 ・出張申請のデータから、ノンテクニカルスキル系の外部研修を○○人受講。受講料は2万～3万円が多い→院内開催がコスト削減につながるか。

出口（対象者のあるべき姿）
「描いて」「進める」力―問題解決力と対話推進力を兼ね備えた中堅職員の養成

出口を実現する手段
【研修】問題解決/ファシリテーション/交渉術研修の実施、上司向けレクチャー【評価】人事評価項目の内容改定、【現場】職位に沿った役割付与と上司からのフィードバック、仕事内容の再配分、・・・。

図表2-4　対象者分析の一例

視　点	対象者の状況	研修の方向性
職場の 様子	・「中堅職員」とされる8年目以降の一般スタッフは○○人、主任△△・係長□□人。 ・所属部署では、小グループの会議の進行役、新人研修のファシリテーター等の役割を任せられる。 ・他部署や他職種が集まる会合に出席し、意見交換する機会も多くなってきた。 ・会議の雰囲気が終始固く、決まった人しか話さない傾向がある。	・まずは年2回（20人×2＝40人）の運用か。 　→◎年後には院内講師で内製化？ ・「発散」の方法を重点的に扱う。 ・職場の活用場面を想定した演習を組む（特に◎◎の場面）。 ・多職種混成で実施。ディスカッションを通じて顔見知りができ、中堅なりの課題も共有できそう。 ・研修日は土曜終日が妥当？
学習意欲	・学会は、中堅職員の過半数が年1回以上は参加している。 ・逆に、ノンテクニカルスキル系の研修を自ら学んだ者は少なく、まして合意形成の仕方を体系的に学んだ者は少ない。	
制　約	・ほとんどがシフト勤務者。 ・外来のある平日は、1日研修は組みづらい。	

図表2-5 研修広報での「入り口」の絞り込み例

■次にあげる、○○の基本事項を扱います。 ■同コースの【初級編】を修了した方が対象。 ■Excelでデータ入力の経験はあるが、関数を扱うのは初めての方。	■一貫した内容を扱うため、全3回の講座すべてに参加できる方。 ■昨年度の講座と同内容です。 　　　　　　　　　　　　　　等

いと、受講者はもちろん、組織にとっても機会損失である。

　逆に、スキルが十分に身についている職員が研修に参加しても、得るところは少ない。受講要件が明確であれば、別の有意義なことに時間を使う意思決定ができるだろう。時間は貴重な経営資源。有効に使いたいものである。

　広報時の文言例を、図表2-5に示す。担当者はせっかくの研修が「学ぶべき人が学ぶ場」になるよう、案内にも気を配っておきたい。ほかにも予算や時期、会場等、研修開催を実現するための諸条件を明確にする必要がある。

　以上、Analysis（分析）として、情報収集によりニーズ分析で研修の「出口」のイメージ（目的）を、受講者分析で受講者の状況を明確にしてきた。

 ## 設計は、まず「目標設定」から

　ここからは、ADDIEモデルでいうDesign（設計）の段階に入る。具体的には、「目標に即したプログラムの設計」、つまり、研修における学習目標を明確にしたうえで、分析段階で記載した「出口」をもとに、受講者にとっても魅力あるプログラムとなるように内容を組み立てていく。

　各作業を検討する前に、アメリカの教育工学研究者ロバート・メーガーによる「3つの質問」を紹介しよう。メーガーは研修設計の際、この3つの問いを念頭に置くことを説いた。この質問の順番が大事である（図表2-6）。

図表2-6　メーガーの3つの質問

質　　問	意味合い
1. Where am I going?	学習目標：どこへ行くのか？
2. How do I know when I get there?	評価方法：たどり着いたかどうかをどうやって知るのか？
3. How do I get there?	教授方略：どうやってそこへ行くのか？

　第1の質問「どこへ行くのか？」は、研修での学習目標の明確化である。設計の段階で、企画側が"必要と思ったこと"を次々と研修内容に盛り込むと、研修で多くのことを教え込んだ割に、内容が現場でさほど活用されないという結果を招く。設計の最初の段階で「出口」たる学習目標を明確に絞り込み、その到達を目指す研修内容を組み立てていくことが必要である。

　第2の質問「たどり着いたかどうかをどうやって知るのか？」は、評価方法に関しての質問である。受講者が学習内容を理解したか、身につけたかどうかは、何がしかの評価手法を駆使して初めて明確になる。

　そして、第3の質問「どうやってそこへ行くのか？」で初めて、目的地に到達するまでの道筋（つまりプログラム）を明確にする。上記で定めた学習目標に到達するには複数の方法が想定されるが、予算や時間帯等、種々の制約を踏まえつつ、受講者の興味を喚起するよう工夫して、プログラムとして組み上げていくのである。

● 3つの視点で「出口」を絞り込む

　例えば、「○○の基礎を理解する」。よくありそうな学習目標の記述だが、果たして「基礎」とはなんだろうか？　「理解する」とはどこまでなのか？　知ってほしい／できてほしいことを具体的に示し、何が身についたかを明確に表現することが大事である。

　「出口」である学習目標を明確にするためには、（1）目標行動、（2）評価条件、（3）合格基準の3つの視点から検討するといい。以下、具体

図表2-7　学習目標は「行動を表す動詞」で表す

■…を理解する、知る、身につける、養う、習得する、等
→　学習目標を達成したかが不明確

■…を説明／操作／作成／確認／発表／実施／選択することができる、等
→「行動を表す動詞」を使うと、目標達成を明確に表現できる！

的に見てみよう。

（1）目標行動

受講者の研修後の状態を、外部から観察可能な行動で示す。つまり「○○を理解する」「○○を知る」を「○○が説明できる」「○○を選択できる」等、行動を表す動詞を用いて表すことで、目標の曖昧さがなくなり明確になる。目標設定に適した「行動を表す動詞」の例を図表2-7に列挙したので、参考にしてほしい。

（2）評価条件

目標となる行動が、どのような条件のもとで評価されるのかを明確にする。例えば、「○○を見ながら」「○○の中で」「○○を使って」「○○分以内に」等の類である。

（3）合格基準

受講者が研修後に「どこまでできればいいのか？」を検討しておく。例えば、「○○問以上で修了」「○○項目以上」「○○％以内」等である。

課題内容から考える学習目標

アメリカの教育学者ベンジャミン・ブルームは、学習目標とすべき課題を認知・精神運動技能・情意の3つに分類した。ある医療機器の扱いを例にして説明する。

①認知領域

「あたま」に関する内容で、ある概念を暗記したり、説明したりできるようにすることである。例えば、ある機器の主要箇所の名称や操作上の留意点を説明できる、等である。

②精神運動技能領域

「からだ」に関する内容で、学習した事柄どおりに動けるか、ということである。例えば、学習したとおりに、実際に機器の一連の操作ができる、等である。手順を説明できることと実際に操作できることは、別の課題と考える。

③情意領域

「こころ」に関する内容で、望ましい選択ができるか、ということである。例えば、機器の異常発生時に適切な対応ができる、等である。手順を知っていて実際に操作はできるが、ある状況の際に望ましい行動がとれるかは、また別の課題と考える。

　これら3つの分類と、前述の3つの条件で学習目標を考えることにより、研修の主催者は受講者に何を・どこまで求めたいのか、受講者は何を目指して研修に取り組めばいいのかが明確になってくる。

　ここでは、メーガーの1番目の質問である、学習目標の明確化までを扱った。以降で2番目の評価条件、3番目の教授方略（教え方）について説明する。

第9章 評価方法を設計する

　前章の学習目標の明確化に続き、ここでは評価方法の設計を扱う。「良い研修だったか？」を客観的に示すうえで、研修評価には4つの段階があり、アンケート以外にも複数の評価方法があることを、ここで確認しておこう。

 研修評価の方法を決める

　メーガーの2番目の質問、「たどり着いたかどうかをどうやって知るのか？」、つまり、研修評価の設計について説明する。ADDIE モデルでは最後の5段階目に評価（Evaluation）を実施するが、評価の内容・方法・タイミングは、この設計（Design）の段階で明確にしておく。

　ここであらためて、研修を評価する目的を振り返っておこう。組織において研修を実施するのは、組織内の何がしかの問題を解決するためである。そのため、研修が問題解決にどれだけ有効だったのか、効果を示す必要が出てくる。

　研修の最後に実施する受講者アンケートでは、受講者の満足度を測定することが主であるため、これだけでは研修効果を検証する手段としては不十分である。受講者自身がどれだけ学習内容を身につけたのか、研修内容は実際にどの程度現場で活用されたのか、人材開発担当としては客観的に確認しておきたい。

　さらに、研修の有効性を具体的に示すことは、次期以降も同様の研修を実施するか否かを経営陣が判断するためにも必要である。

　以上より、研修にかけられる資源（スタッフ・時間・金額）との兼ね合いを考慮しつつ、可能な限り複数の評価を実施することが必要である。

図表2-8　カークパトリックの4段階評価モデル

	段　階	意　味	測定方法の例
4	成　果 （Results）	「成果達成度」 研修は、組織の成果に 貢献したか？	業績指標、医療の質に関わ るデータの変化など。
3	行　動 （Behavior）	「行動変容度」 受講者は研修後、学習 事項を現場で活用した か？	スキルチェックリスト、フォ ローアップアンケート、個人 インタビューなど。
2	学　習 （Learning）	「学習到達度」 受講者は研修でどのよ うな知識とスキルを身 につけたか？	理解度確認テスト、研修後 レポート、OSCE（*）など。
1	反　応 （Reaction）	「研修満足度」 受講者は研修を受けて どのように反応した か？	受講者アンケートなど。

kirkpatrick 2006を元に筆者作成
（*）Objective Structured Clinical Examination：臨床
能力評価試験

　さて、研修評価を説明する際に援用されるのが、1959年にアメリカの経営学者ドナルド・カークパトリックが発表した4段階評価モデルである。評価を反応・学習・行動・成果の4つの段階でシンプルに示している。段階が上がるほど、効果測定の実施難易度が高くなる（図表2-8）。以下、順を追って説明する。

（1）反応（Reaction）
　現状、多くの研修で使われている「受講者アンケート」の類は、この段階に相当する。講師の説明のわかりやすさ、教材の使い勝手のよさ、会場の環境、研修スタッフの対応など、これらの要素が受講者にどれほどの満足感を与えたかを検証するのが一般的である。
　これらの項目から設問を複数設け、各設問は3～5段階の選択肢（例：「とても当てはまる」から「全く当てはまらない」まで）から1つ選ぶ等の回答形式を用いることが多い。選択式の設問と併せて自由記述欄を

設け、選択肢を選んだ理由や研修で気がついたことを受講者各自で書けるようにしておくとよい。

　ただ、このアンケートのみでは受講者の理解度や現場における活用度は不明なため、他の手段での評価が必要になってくる。

（2）学習（Learning）

　筆記テストで一定以上の成績を上げた者を合格とする、研修直後にレポートを課す、あるいは実際に技能として受講者自身が再現できるかを、チェックリストを用いた演習や実技テストを通じて確認する等、研修で扱う学習事項を受講者が理解したかを確認する。テストの作問や採点などの手間が発生するため、学習目標に即しつつも、可能な限り簡便な手段での実施を検討したい。

　なお、この評価のために、アンサーパッド（クリッカーともいう）を導入する方法もある。テレビのクイズ番組のように、受講者各自が手元の端末で答えると、全員の回答状況（選択肢の分布）を即座にスクリーンで投影し、講師と受講者全員で共有できる仕掛けである。受講者はその場で正解が確認でき、かつ、受講者の研修参画意識を促進できる利点がある。機器への投資が必要ではあるが、最近はスマートフォンのアプリで提供できるタイプもあるので、一度検討をおすすめする。

（3）行動（Behavior）

　研修当日から一定期間（3〜6カ月程度が多い）を経過したころに、受講者が各現場で学習内容を実践しているかを評価する。フォローアップアンケートやチェックリストによる実施形式が多い。

　フォローアップアンケートの回答内容に気になる記述があれば、可能な限りで個別にインタビューを実施して、詳細を検証しておくとよい。また、チェックリストについては研修前と研修後で同じチェック項目を確認することで、学習内容の活用度を測定するプレ（事前）／ポスト（事後）形式の検証も有効である。

　この段階の評価を実施する場合、研修の場を離れてからの実施になるため、多くの組織では、現場（受講者とその上司）ならびに人材開発担当双方の負担の考慮が課題になる。

　具体策として、受講者にフォローアップ調査を実施する旨を研修前と研修中にアナウンスしておくこと、設問を簡便に設けること、用紙を配布する代わりにオンラインでアンケートを実施する等がある。

（4）成果（Results）

　各種の業績指標（病院でいえば「医療の質」）に代表される、組織業績の変化を測定する。しかしながら、これらの指標の変化は複数の要因によって起こるため、ある指標の変化が研修実施によってもたらされた結果とは言い切れないのが難しいところである。

　次善の策として、複数の評価の合わせ技で研修効果を表すのは有効であろう。例えば、接遇研修を実施する際は、事前／事後の「接遇行動チェックリスト」による比較により、病棟等の現場で以前よりも望ましい接遇行動を受講者が実践しているのが確認でき（レベル3）、そのうえで、患者満足度アンケートの結果が以前よりも良好な値を示した（レベル4）となれば、組織として接遇研修の効果が出ている、と説得力を持って言えるだろう。

　以上、研修評価を4つの段階に分けて説明してきた。すべての研修において4段階すべてを検証することは難しいので、最低限「反応」の評価は実施し、「学習」「行動」「成果」についてはその研修の目的や学習目標との兼ね合い、そして担当スタッフの労力がどれだけ割けるかも勘案しながら、どこまで実施するかを決定していくとよい。

　外部講師を起用した場合、そのプログラムの評価として、特に研修直後の「受講者アンケート」が注目されがちである。しかしながら、前回のアンケート結果が良好だったから今回も起用と考えるのは、いささか早計ではないだろうか。研修担当としては事後の現場での活用状況にも

注視したうえで、講師起用の妥当性を考えることが重要である。

　また、現場で学習内容が活用されてナンボの旨がよくわかっている講師（あるいは研修会社）であれば、研修後の方策についても、親身に相談に乗ってくれるのではないかと思う。

　あらためて、ADDIE の E（評価）として評価結果をどのように活用するかは、第 17 章で扱うこととする。

　次章はいよいよ、メーガーの質問の 3 番目「どうやってそこへ行くのか？」、つまり教授方略を説明する。何をどのような順番で教えていくか、その方法論を示していく。

研修から実践への「懸け橋」を設計する

　ここまでは、主として研修評価の設計を扱った。ここまでくると研修本番の内容に目が行きがちだが、その前に研修の「前後」をどう設計するか、決めておいたほうが得策である。特に、受講者が研修内容を十分生かせるように、担当者としてはできる限り、現場を巻き込む準備をしておこう。

受講者・現場・事務局の三者で"ONE TEAM"を作るために

　メーガーの質問も3番目の「どうやってそこへ行くのか？」、つまり、研修内容の検討までたどり着いた。以降では順次、その方法論を示していく。その前に、研修「前後」の設計について取り上げる。

　研修本番に先行して研修前後の設計を取り上げるのは、「転移」の重要性を理解してほしいからである。人材開発における転移（transfer）とは、研修での学習事項が仕事の現場で生かされていることを指す。

　しかし、この学習の転移が起こりにくい様子が現場では往々にしてみられる。せっかく学習した内容が現場で活用されないまま終わる、その間に研修内容が忘れられてしまう「やりっぱなし」の現象は、残念ながらよくある状況である。研修内容の職場実践度合いに関するある先行研究によると、研修で学んだ内容の10〜20％ぐらいしか現場で実践されていないという（関根・齊藤 2017、p.316）。

　少なくない時間と労力をかけて研修を実施する以上、受講者の「やる気」に過度に依存することなく、研修担当者として学習内容の転移を促進させる仕掛けを意識して組み込んでいこう。

　より具体的には、「研修はロードマップ」の言葉どおり、「入り口」の状況にいる者が、研修受講を通じて「出口」で描いた学習目標を達成

図表2-9　研修前・中・後において転移を促進する具体策

段階 (テーマ)	研修前 (動機の醸成)	研修中 (学びに集中)	研修後 (転移の促進)
実施内容例	・現場との情報交換 ・研修広報時の工夫 ・事前課題の実施	・責任者の挨拶 ・研修環境の整備 ・業務上の配慮	・部署会議での共有 ・活用の場の提供 ・事後課題の実施

し、現場での行動変容が図れるまでの一連の動きを研修担当者は描いておく必要がある。そのうえで、受講者のみならず、現場（つまり受講者の上司）へも働きかけることで、受講者が学習事項を現場で発揮できるように "味方" になってもらうべく、具体的な "巻き込み" の方法を決めて実行していくことが重要である。

　以降では、研修時も含めた図表2-9の3つのステップに沿って、受講者・現場・事務局が "ONE TEAM" として能力向上を進めていくための具体策を説明する。

研修前は「動機の醸成」を

　研修前には、受講者と現場の気持ちをいかに研修に向けていくかがカギである。その動機づけを高める方法を紹介する。

（1）現場との情報交換

　職員はどのような課題に直面しているのか、常日頃から現場とやりとりができ、必要に応じて相談してもらえる環境（≒ニーズが向こうからやってくる状態！）を築けるかが大事である。このやりとりの積み重ねは "入り口" と "出口" の分析精度が深まるだけでなく、研修転移が円滑に進んでいくためのバックボーンとなってくれる。

　研修企画時に話すだけ（または研修案内を通じての関係だけ！）の「作る人・受ける人」という関係が「研修を通じ、同じ目標に向かって

進む同士」となると、担当者の仕事の質とモチベーションが高い位置で保っていけるという大きな効能がある。以上は研修設計の大前提ではあるが、あらゆる成果につながる大事な要素のため、あえてここで触れておいた。

（2）研修広報時の工夫

　事務局から現場に研修内容を広報する際、重要と思われるポイントを列挙する。

①広報タイミングの配慮

　シフト勤務が一般的な病院組織において、実施1カ月前の研修広報では翌月の勤務表が決定しているため、せっかく案内をしても興味を抱いた職員が受講機会を得られない可能性が高く、結果、現場に迷惑をかけてしまう。

　研修は年間教育の柱であることを現場に意識づけるため、年度冒頭には院内主要研修の年間スケジュールを案内できる状態が理想である。現場には余裕を持ったアナウンスを心掛けたい。ちなみに筆者が研修広報をする場合は、受講者募集の期間を2週間は確保し、実施2カ月前には受講者が確定するスケジュール感で動いている。

②「足を使った」広報

　筆者は可能な限り所属長が参集する各種定例会議に赴き、研修等、人材開発に係る企画の案内を直接することが多い。

　研修であれば必ず案内文書（チラシ）を用意し、実施背景や今回想定している受講者のイメージ、そして受講により期待できる効果等を話している。その場で所属長から出た疑問には即答し、各部署で案内する際の懸念を極力解消するようにしている。研修を受けるべき人が受講し、かつ、募集時の滞りが起きないように、との意図である。現場と人材開発との継続した関係性向上の場として機能していると考えている。

③研修案内（チラシ等）の工夫

　外部機関の研修案内を見ていると、テーマ・講師・日時・会場の情報

のみを書いた案内文がいまだ多いと感じている。よほど実務に関係のある内容でない限り、読み手を受講したい気持ちにさせるのは難しいだろう。

　筆者が院内向けの研修案内を発行する際は、上記の情報以外にリード文（案内の冒頭文）で企画趣旨の説明、目的・目標（ゴール）の明示、外部講師のプロフィール、受講による期待効果、過去に実施した研修であれば受講者の所感（過去のアンケートや直接インタビューした際の回答から）等を、書面の許す限り、くどくならない程度に盛り込むことで、読み手に受講時のイメージが湧くように心掛けている。

　なお、研修内容が現場上司になじみの薄い場合（例：ファシリテーション研修を上司自身が受講していない）、担当講師が執筆した雑誌記事等を配布し、受講者と極力同じ前提に立ってもらうこともある。場合によっては、上司向けに研修のダイジェスト版を実施することも考えられる。

（3）事前課題の実施

　受講者の受講動機を高めてもらう手段としてよく活用されるのが、事前課題である。ここではその意義と留意点をまとめておこう。

　まず、受講者にとっては事前課題に取り組むことで、自身が普段抱いている課題感を言語化し、研修での聴きどころを明確にする効能がある。また、事前課題に上司を参画させる（例：部下の記入内容を確認する、一筆コメントする等）と、部下自身が抱く課題感を、事前課題の回答を通じて知る好機ともなる。課題をきっかけに、上司と部下で学習事項の使い方等を話してもらうきっかけにしてもらいたいと思う。

　ただ、現場の状況によっては、過度の負担感を感じさせないために、上司コメントについては受講者である部下が上司にヒアリングした内容を記入してもいいだろう。

　記入内容は、職場に感じる課題感を寄せてもらったり、研修テーマに沿った「課題文」を用意してその所感を書いてもらうことで、研修に向

図表2-10　プレシート（事前課題）の設問例

受講者記入（※）		直属上司記入
設問1	現在、所属部署で問題と感じているのは、どんなことですか？	設問3　本研修を通じて、受講者である部下に克服してもらいたいのはどんなことですか？
設問2	1を踏まえ、本コースを通じて、克服したいのはどんなことですか？	

※回答が冗長になる場合も想定されるので、「回答は3行以内でお願いします」等と注釈を
　設けるのも一法である。　　　　　　　　　　　　　　　　　　（図表1-34を再掲）

かう姿勢を作ってもらったり、あるいはeラーニングで事前に必要な知識を伝えておいたり（第13章参照）、とさまざまである。研修本番との連携もあるので、担当講師と相談しながら課題を設計するとよい（図表2-10）。

　当院では、受講者には研修本番に事前課題の写しを持参してもらい、冒頭の導入として、ペアになってお互いの事前課題を読み、不明点を質問し合うという使い方をした研修もある。

　事前課題は事務局回収後に分析し、担当講師と共有することで、回答傾向に応じて研修内容を微調整することができる。

研修中は「集中できる環境」を

（1）責任者の挨拶

　研修によっては、その冒頭や最後に院長や役員クラスが挨拶・コメントする場を設けることがある。病院として研修を重視していること、また、"しかるべき者"から受講者にかける期待を伝えることで受講者の背筋を正し、真摯に研修に向かう姿勢を作る効能がある。

（2）研修環境の整備

　受講者の気が散らないよう、可能な限り研修会場の整備をしておきたい。詳細は、ADDIEモデルのImplementation（実施）の回（第16章）

で説明する。

（3）業務上の配慮

院内研修は、受講中に現場からPHSに連絡が来て、せっかくの集中力が途切れてしまうリスクもある。現場としては極力、研修中、受講者に連絡しなくてもいいように配慮をお願いしたい。

 ## 研修後は「学習転移の促進」を

研修後、現場に戻って学習内容を実際に活用できるかが研修の成否を決める。しかしながら、受講者が日常に戻ってしまうと次第に活用の意欲が低減してしまう傾向があるのは、皆さんも周知のとおりである。

ある調査によると、研修直後は受講者の47%が学習内容を職場で実践しようと思っているが、その半年後は12%、1年後は9%に減少したという（関根・齊藤2017、p.316）。

この活用意欲の低減を避けるために、研修担当者が介入できる余地は大きい。以下、3つの視点から説明する。

（1）現場での知見共有

第1章でも触れたが、研修の受講完了を「研修報告書」の記入で終えてはもったいない。研修内容の共有や活用法について、上司との話し合いを持っておきたい。

さらにいえば、研修の知見を受講者から部署メンバーへと展開する機会があると、なおよいだろう。各日や週次等、定期的に部署ごとのミーティングを組んでいるところが大半だと思うので、少しの時間でも研修内容を共有する機会を作ることをおすすめする。

自分の受講内容を手短に周囲に伝えるには、研修内容を十分に復習して咀嚼する必要があるため、記憶保持効果が望める。また、活用したい内容をミーティングの場で宣言することは、周囲への約束として、学習

に終わることなく実践への意欲を高めていくきっかけにもなる。

（2）実践場面の用意

　後述するフォローアップアンケートの回答を読んでいると、研修内容を活用できなかった理由として、「活用の機会がなかった」と寄せられることが多い。受講者自身の取り組み姿勢もあるだろうが、「いま起こっている問題を解決するための研修」「いまの仕事の質を上げていくための研修」「今後の役割を担ううえで基礎となる研修」など、業務を進めるための研修であることが事前の動機づけ段階で十分に共有され、かつ実際に使用できる状態にできるよう、現場とは話し合いをしておこう。参考までに、当院の現場活用例を紹介する。

【例1】ファシリテーション研修

　ある部署では、新人教育を担当する中堅職員が受講している。新人同士のグループディスカッションで進行役を務めるので、実地でのファシリテーションスキル向上という明確な目的がある。受講後、担当する新人研修に活用しただけでなく、通常の部署カンファレンスや勉強会で活用した結果、会合の目的・ゴールの明確化や意見の発散・収束において質が向上した、との報告が多く寄せられている。

【例2】問題解決研修

　当院では人事評価制度の目標設定に、バランス・スコアカード（BSC）の視点を援用している。そのひとつ、「業務プロセス」の目標設定において、ある部署では職員が研修で学習したスキルを用いて部署課題の洗い出しを行い、解決の方向性を描くように指導している。

（3）事後課題の実施

　研修前と同様、研修後も事務局から事後課題としてフォローアップの機会を設けることも、転移促進に有効である。第9章で紹介したカーク

パトリックの４段階評価でいう「行動」、つまり研修後の行動変容（研修活用）の度合いを測定する手段として活用でき、さらに研修後にフォローアップの機会を設ける旨、あらかじめ受講生に周知しておくことで、現場で研修内容を実践に移す際のペースメーカーの役割を果たす。

　当院でフォローアップアンケートを実施する際は、おおよそ研修実施３カ月後、研修を活用した／しない、「活用した」ならばその内容、「活用しない」ならその理由を書いてもらう、簡便な体裁で行うことが多い。または、研修の学習内容ごとに項目を設け、チェックリスト形式で回答させる方法も有効である。上司側の負担も考慮しながら回答項目を工夫する点は、事前課題と同様である。

　以上、研修本番を設計する前段として、事前と事後で取り組む重要性を筆者の実践例を交えて紹介した。準備にかけられる労力は組織によりさまざまだが、研修前後の取り組みが後々の現場での実践度合いに少なからず影響することを、改めて認識いただければ幸いである。

　次からはいよいよ、研修本番の設計へと話を進める。

第11章　本番の「つながり・流れ・魅力」を設計する

　ここまでで、研修設計のうち、研修前後の設計について説明し、受講者の動機づけや研修後に現場で学習内容を実践する転移（transfer）の促進についてお伝えした。

　ここからは研修本編。「つながり」「流れ」「魅力」の３つがキーワードである。先人の知見も参考に、受講者を入り口から出口に誘う、魅力ある研修の流れを作っていこう。

● 学習内容の「つながり」を作る

　研修本論の設計でまずすべきは、必要な学習項目を洗い出し、過不足なく教えられるように整理し、組み立てていくことである。ここで２つのポイントを説明する。

　まず、ここで一気に講義スライドを作成したい人もいるだろうが、ここはいったん、教える内容を箇条書きにしてみることをおすすめする。Word もしくは白紙に学習項目を思いつくまま列挙していく。項目の"粒感"はまだ気にしなくてもいいので、可能な限り書き出してみる。すると項目同士の関係が目に入り、思わぬモレ（不足）やダブり（重複）が見つかる可能性が高い。

　次に、書き出した項目を整理する。研修目標や受講者の状況等を視野に入れたうえで、同種の内容はひとまとめにしたり、内容の"粒感"を考慮して階層にしたり、順番を考慮したりと、学習内容のつながりを組み立てていく。ここまででも、研修のロードマップがかなり見えてくる。

　一例として、若手向けコミュニケーション研修を実施する場合の例をあげる（図表２-11）。

図表2-11　学習内容の組み立て

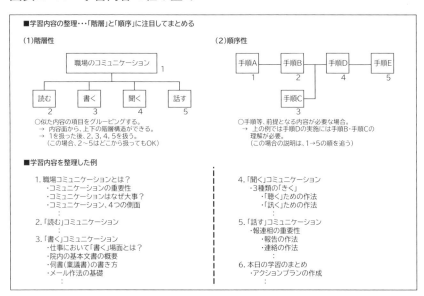

導入・展開・まとめの「流れ」を意識する

　よく講義を組み立てる際に使われる流れが、「導入―展開―まとめ」の3ステップである。本編の前段としての「導入」、学習の本編である「展開」、そして、以上の学習を総括して事後の実践につなげていく「まとめ」である。この流れを意識していると、研修の組み立てがしやすくなる。

　ここで、先人の知見を借りよう。授業設計理論の父と言われる、アメリカの学習心理学者ロバート・M・ガニェの提唱した「9教授事象」である。これは人間の学習の心理に沿った受講者への働きかけを9つの事象にまとめた枠組みであり、研修ストーリーを思案するうえで非常に参考になる。

　以下、3つのステップに沿って説明する（以下、○付き数字は図表2-12にある1～9の各事象を指す）。

図表2-12　ガニェの9教授事象

導　入	展　開		まとめ
	（情報提示）	（学習活動）	
1．学習者の注意を喚起する 2．授業の目標を知らせる 3．前提条件を思い出させる	4．新しい事項を提示する 5．学習の指針を与える	6．練習の機会を作る 7．フィードバックを与える	8．学習の成果を評価する 9．保持と転移を高める

（1）導　入

　いわゆる「つかみ」の段階。研修テーマに関する受講者の関心を喚起し、新たに学習する内容に対しての準備体制を作るプロセスであり、3つの働きかけからなる。

　まずは、①受講者への注意喚起。新しい学習への入り口を作る。そして、②研修の目標、および目標に至るためのロードマップを受講者と共有する。さらに、③これまでの仕事や研修等を通じて習得してきた知識・スキル、そして経験を思い起こさせることで、これから学習する事柄とのつながりを作り、学習内容の一層の定着を目指す。講師の経歴やエピソード、または最近の出来事等、具体的な内容を絡めながら研修の目標や全体構成を伝えることで、受講者と講師が同じ目線に立って、本論に向かう心構えができてくる。

（2）展　開

　研修の本論にあたる4つの働きかけがあり、前半2つは新しい事柄を伝えていく部分、後半2つは学習した内容を活用して、受講者自身の身になじませていく働きかけである。

　具体的には、④新たな事項を説明し、⑤ところどころで要点を整理し、受講者の記憶の定着を図っていく。そして、学習した事項を用いて⑥テスト、ディスカッション、ロールプレイ、実習等を行うことで、受講者自身に知識・スキルの理解を促進させる。さらに、⑦教える側がそ

の実習の出来栄えを受講者にフィードバックすることで、学習の定着度合いを受講者に再確認させる。

　ともすると、④の学習内容の説明に注力してしまいがちであるが、⑤のまとめや⑥⑦を通じて、受講者が「腑に落とす」きっかけを要所に組み入れておきたい。

　講義の段階では理解したと思っていても、いざ練習問題や実習に取り組んでみると、「わかるとできるは違う」ことに受講者自身が気づき、内容の定着が強化される。

　教える側としては、現場で確実に遂行するための勘所をつかませるため、研修は安心して失敗できる環境であることが肝要である。また、受講者にフィードバックする際は、できなかったことに目が行きがちだが、できていること、もっとよくなるための改善点も伝えられるよう、講師としては意識しておきたい。

（3）まとめ

　研修の総括部分は、2つの働きかけからなる。⑧学習の成果を評価し、⑨忘れたと思うころにもう一度、学習した知識・スキルを再確認する。

　個別の単元で学習したことをまとめのテストや総合演習として再確認したり、アンケートに記入したりすることで、研修の内容全体を振り返ることができる。また、今回の学習内容を現場でいかに生かすか、アクションプランをこの段階で考えておくことで、現場に戻った時の実践度合いが高まる効用がある。

　効果的な研修プログラムは、以上9つの働きかけが種々の形式で組み込まれている。学習内容が多くなると、「導入→展開1→展開2→展開3→……→まとめ」のように、展開の塊が数回登場する。これが複数日にわたる研修では、各日の冒頭と最後に小さな導入・まとめが入る、というイメージになるだろう。研修時間とのバランスを見ながら、前節で

用意した組み立ての図を増補・整理し、研修プログラムの素案を作成していただきたい。

 ## 研修の「魅力」を増すために

　本番の構造に加えて、研修の「魅力」のことに触れておこう。

　第6章では、研修の質を構成する1要素として、研修自体の「魅力」を高めることについて言及した。受講者の興味をひき、実践に生かせそうなイメージが持て、参加してよかった！ と思ってもらえる仕掛けを可能な限りプログラム中に盛り込めるとよい。

　ここでも、先人の知見を紹介しよう。アメリカの教育工学者ジョン・M・ケラーが提唱した、授業や教材を魅力的にするためのモデルである。この動機づけを4つの側面、注意(Attention)、関連性(Relevance)、自信(Confidence)、満足感(Satisfaction) で表しているため、おのおのの頭文字を取って「ARCS(アークス) モデル」と呼ばれている（図表2-13)。

　それでは、それぞれの側面を見ていこう。

図表2-13　ARCSモデル

側　面	内　容	具体例
A 注意（Attention）	受講者の注意を、学習内容の方向に喚起・維持させる。	・研修タイトルの工夫 ・講師の魅力 ・変化のある内容構成
R 関連性（Relevance）	受講者が学習内容とのつながりを感じられるようにする。	・講師が受講者の「先達」 ・現場活用のイメージ喚起 ・学習内容の優先度考慮
C 自信（Confidence）	受講者の不安を低減させ、できる気持ちになってもらう。	・冒頭で到達目標を明示 ・事前・事後テスト実施 ・演習時の講師フォロー
S 満足感（Satisfaction）	受講者が研修で得た満足感を支援し、発展させる。	・修了証の発行 ・講師からの賞賛 ・受講者に指導役を依頼

（1）注意（Attention）

　受講者の「注意」をいかに喚起し維持させるか、その注意をいかに研修の本題に向かわせるか、という側面からの仕掛けである。受講者の注意をひきつけることで、これから始まる学びにスムーズに入っていける効果がある。ただし、目新しさを追うあまりに奇をてらいすぎると、受講者が本来の関心から逸れるリスクもある。また、同じ注意喚起を続けていると、かえってマンネリを生むことにも気をつけておく。

　例えば、研修タイトルの工夫、講師の自己紹介、講師が講義の合間に話す適度なエピソード、オープニングでの問題提起、ひとつの内容の解説が長く続かないようにする、適度に休憩を入れて集中力の維持を図る、等である。

（2）関連性（Relevance）

　受講者自身が、これから学習する事項との間に何らかの「つながり」を見いだすことで、「仕事に役立ちそう！」「これからこの分野をもっと学習していこう！」という前向きな気持ちを持ってもらう、という側面からの仕掛けである。

　例えば、講師が受講者と同様の経験を有している（当院も、外部講師は医療従事者にお願いすることが比較的多い）、以前の学習事項とのつながり・位置づけがわかる、事前課題で課した内容を講義でも扱う（事前課題の内容をグループで共有し、お互いに質問させる等）、ある手順の解説をする際、それが仕事の効果・効率を上げるためにどう役に立つのかを併せて説明する、網羅的に万遍なく伝えるのではなく、重要点にウエイトを置いて説明する、等である。

（3）自信（Confidence）

　受講者が学習内容に対して抱く不安を低減させ、「できるだろうか……」から「やればできそうだ！」という心持ちになってもらう、という側面からの仕掛けである。研修で目指すゴールを明確に示したり、過

去の自分との比較で知識・スキルの進展度を確認できたりするための方策を考えてみよう。

　例えば、研修の冒頭で到達目標を明示する、研修で扱う学習事項をチェックリスト形式で網羅しておく、プレ（事前）テスト・ポスト（事後）テストとして同じ設問に回答してもらい正答率の伸びを明確にする、難易度を徐々に上げていくよう複数の演習を組む（単元ごとの演習→最後に総合演習等）、演習の合間の講師によるフォロー等である。

（４）満足感（Satisfaction）

　受講者が研修・課題に取り組んだ結果として、「やってよかった」と思ってもらえるようにする、という側面からの仕掛けである。そのためには、受講者にとって相応の負荷がかかる課題の準備やその課題を克服した際の評価の方法、やってよかった気持ちをさらに発展させる取り組み等が必要である。例えば、（シリーズものの講座の場合は特に）修了証の発行、講師からの賞賛、先に課題を早く完了した受講者が、他の受講者を教える側に回る、等である。

　「受講者のやる気を高めるにはどうすればいいか……」と漠然と考えるよりも、研修をこれら４つの側面からチェックし、それぞれに応じた対策を立てていけると改善策が発想しやすい。担当者同士でアイデアを出し合うことで、目的に向かって、受講者の気持ちをさらに上げていける研修を目指していきたい。

　以上、研修本番を設計するポイントをお伝えした。ここで紹介した２つの知見、９教授事象とARCSモデルは、外部講師が提示してきたプログラムを検討する際に、優れている点や追加／削除する点を明確にするうえでも役に立つ。

　「プロ」に意見すると考えると、敷居が高いと思うかもしれない。ただ、そこは先方任せにせず、「受講者の学習効果を高め、現場実践にて

成果を出させる」という共通の目的を持つパートナーとして、講師の意図を理解しつつも、気になる点は担当である皆さんから素朴、かつ積極的に、質問を投げかけてほしいと思う。

　次章では、ADDIE モデルの 3 段階目である Development（開発）について説明する。

第12章　講義と演習の展開、そして教材開発

　前章では、ADDIE モデルの 2 段階目、設計（design）として複数の学習項目を組み立てて、受講者に伝える流れと魅力を作るところまでを扱った。ここでは、学習内容をどのように受講者に展開していくかを補足した後、第 3 段階である開発（Development）の「教材開発」についてお伝えする。

講義と演習の組み合わせを考える

　研修本編の設計（design）に関しては、学習項目間の階層構造や順序性に着目してつながりを作り、導入・展開・まとめの研修の流れを作り、受講者を学習対象に向かわせる「魅力」の取り組みを検討するところまで説明した。ここでは、本論の「展開」部分をどのように進めていくか、具体的に触れておきたい。

　前章でガニェの 9 教授事象の説明で触れたように、受講者には新たな学習事項を提示するだけではなく、適度なタイミングで要点をまとめたり、演習を挟んだりして学習内容の定着を図っていくことが必要である。

　演習の代表例としては、受講者間の議論を通じて学んでいくディスカッションや、さまざまな役割を演じながら学ぶロールプレイングがある。

　ディスカッションは、講義を聴いたうえでの所感や研修テーマに関する各自の体験等を 1 対 1 のペアやグループで共有していくことで、物事の捉え方に幅があることや、自身では思いつかなかった発想が得られる等の効能がある。

　ロールプレイングは、研修で設定された役割を理解したうえで、「成り切って」一定時間演じることを通じて、その立場にならなければ気が

つきにくい気持ちが理解でき、講義の説明だけではわかりづらい心情の部分を体感するのに有用である。

　また最近では、ケースメソッドを実施する例も、病院の研修で増えてきた。実際または架空の事例（ケース）をもとに受講者間で議論を進めていくことで、その役割が果たすべき意識決定を疑似体験できる。特に、実際の（あるいは架空の）病院の経営事例をもとに、あなたが経営陣であったらどのような行動をとるか、それはなぜか、等を議論していく研修が、主に中堅職員以上を対象として実施されている（第3章の実践例「"現場発の医療経営"アドバンスコース」参照）。

　なお、講義と演習の関係でいうと、新規事項の学習では、「講義から演習」の流れでプログラムを組むことが多いが、受講者が日常経験していることを扱う場合等は、演習から入る手もある。例えば、若手向けのコミュニケーション研修で"聴く"ことをテーマにした場合、図表2-14のようにロールプレイから入り、日頃の問題意識を浮き彫りにしてから解説に入るのも効果的である。

　講義と演習をどのように組み合わせるかは、日常の研修観察が役に立つ。研修担当者としてオブザーブしたり受講者として研修参加したりするなかで、講義と各種演習の関連をよく意識して見ておこう。自らが研修設計や講師を担当したときのヒントになる。

図表2-14　演習→講義へと展開した例

手　順	内　容
①ペアワーク	■話し手は、「ここ1週間で最も楽しかったこと」を話す。 　―話し手は、同じテーマで2回話す。 　―1回目…聴き手は、「聞きたくない！」態度で聴く 　―2回目…聴き手は、「ぜひ聞きたい！」態度で聴く ■話した後、話し手は、1回目と2回目で、話した際の気持ちがどのように違ったかを聴き手と共有する。
②全体共有	■講師はペア1、2組を指名し、感想を聞き出す。
③講　義	■「聴き手の態度が、話の内容に大きく影響する」こと、話を適切に引き出すときの留意点、等を説明。

「マイクロフォーマット」のすすめ

　講師として初めて研修を担当することになった場合は扱う内容もさることながら、時間配分や講義と受講生への働きかけとのバランスが気になると思う。この場合、早稲田大学人間科学学術院教授の向後千春先生が提唱する「マイクロフォーマット」を活用する手もある。

　これは、「30分」を基本ユニットとして研修を組み立てていく方法である。ひとつのユニットは、レクチャー、グループ内の対話、全体シェアの3つの要素から構成される（図表2-15）。

　まず、レクチャーを15分以内に限定する。その後はグループ内での対話。5人程度のグループで、レクチャーの内容について受講者1人1分程度で自身の考えをグループ内で共有する。そして最後は全体シェア。講師が2～3のグループを指名し、指名を受けた受講者が、グループで出た内容を1分程度で簡潔に紹介する。このような30分単位のユニットを複数組み合わせることで、ひとつの研修を構成していくという方法である。

　この方法は、学習効果を高めるうえで、受講者・講師双方のメリットが大きいと考える。受講者にとっては、①15分という短時間のレクチャー、かつ直後にグループ内で対話を行うことが予告されているために、話を聞くことに集中する。②グループ内の対話では、自分の言葉で話すことで考えがまとまり、知識やアイデアが定着する。③全体シェアで自身が話す可能性があるため、受講者一人ひとりがメンバーの話をよく聴くようになり、④全体シェアで、各グループのさまざまな考えを参

図表2-15　マイクロフォーマット

手　順	時　間	内　　容
レクチャー	15分	短い時間で集中する
グループ内の対話	10分	自分の考えをまとめる
全体シェア	5分	違う考え方を参考にする

向後（2014）を元に筆者作成

考にすることができる。

　講師側としても、①要点を簡潔に講義するよう意識するようになり、②グループ内の対話と全体シェアの時間は自身が話さなくていい分、次のユニットの進め方を考え、調整する時間の余裕ができる。

　研修の組み立てがしやすく、受講者が学習内容に能動的に参画できる方法のひとつとしておすすめする。

　以上、ADDIE モデルでいう設計（Design）段階で考える主な要素をお伝えした。

 ## 学習教材の開発

　ADDIE モデルの３段階目「開発」は、設計段階で一通り構想してきた事項の具体化、すなわち、学習を支援するツール類を作成する段階である。

　実地の研修だと、研修テキストをはじめ演習に使用するワークシート、知識・スキルの確認に使うテスト・チェックリスト、そしてアンケート、事前／事後課題、研修運営に必要な受講者名簿、レイアウト表、指導用のメモ等の作成が「開発」に該当する（図表２-16）。

　ここでは、教材の中心を占めるスライド（テキスト）に絞って説明する。

　スライドは通常、研修当日に投影、あるいはテキストとして受講者に配布し、研修の進行に準じて使用する基幹教材である。研修会社が作成するテキストは、投影スライドとは別に word 形式等で別途作成してい

図表２-16　研修実施に必要なツールの例

・スライド（投影用）	・受講者アンケート	・受講上の諸注意
・スライド（配布用）	・事前課題	・チラシ・事前案内
・ワークシート	・事後課題	・講師用の進行表
・テスト	・受講者リスト	など
・スキルチェックリスト	・会場レイアウト	

ることもある。ただ、院内開催の研修の場合は、そこまで作成工数が割けないことが大半のため、一部のスライドは"投影のみ"にしたり、配布用スライドのキーワードを穴埋め形式にしておいたりと、教材としての加工をする等の工夫をしておきたい。

　ここではミクロの視点とマクロの視点から、スライド作成の留意点を述べる。

（1）ミクロの視点……「1枚1枚、シンプルに」が原則

　スライドは講師の説明を補完する手段であるが、ともすると、スライド主体になって進行している場面を見かけることがある。その要因のひとつが、〈盛り込みすぎ〉である。

　文章でいっぱいに埋めているスライドだと、講師はその文面を「読む」ように説明してしまい、受講者もそれを目で追っている。この状態が続くと進行のメリハリに欠け、受講者の集中力も途切れがちになるのではないだろうか。講義も対話であるから、講師の目線は受講者のほうを向いていたいものだ。

　伝えたい内容・キーワードを厳選し、スライドでは箇条書きでシンプルにまとめたほうがよい。伝えたいことが、文章の代わりに簡潔なグラフや図表で示せるのならば、そのほうがよい。

　伝える内容にもよるが、文字のポイントは大きめがいいだろう（筆者は32ポイント基調で作ることが多い）。使用する色も、多すぎると要点がわかりにくくなるので、可能な限り少なくする（筆者がよく使うのは黒・赤・青・緑ぐらいである）。

　1枚1枚、シンプルでメリハリの利いたスライドを目指そう。

（2）マクロの視点……「全体とのバランス」を見据えて

　まずは、研修の冒頭で扱う項目の全体像がわかるようにしておきたい。表紙（と講師の自己紹介）の後は、研修の目的と学習目標を示し、どのような構成で進行するのか、章立てを示してから各論を展開するよ

うにしよう。

　スライドを作り込んでいくと、さらなる説明や図表等の追記を思いつき、当初想定した分量より多くなることが往々にしてあるものだ。しかしながら、どこまで研修で扱うかは、研修のニーズ、目的・目標、そして各学習項目の想定時間等との兼ね合いによって決まってくる。講師として「伝えたい」気持ちはやまやまだが、そこは受講者視点で、より負担なく、研修のゴールにたどり着くことを優先して、惜しみつつ内容を厳選しよう（「割愛」とは、よく言ったものである）。または、本編では扱わずとも、「付録」の扱いでスライドの巻末に回し、受講者には研修後に参照してもらう手もある。

　スライド作成には多くの労力が割かれる分、講師の"思い"が乗りやすく、提供者視点の内容になりやすい。折に触れ、それぞれのスライドで要するに何を伝えたいか、各スライド同士のつながりに無理はないか、受講者視点に立ち戻って、時には声に出して確認しながら作成を進めよう。客観的な視点を得る意味で、スライドを関係者に見てもらい、フィードバックをもらうのも有効である。

　次章は、今まで研修設計で扱ってきた内容を振り返る意味で、当院の事例を紹介する。ADDIEモデルの分析・設計・開発の各段階を具体的に復習する機会として、お読みいただきたい。

第13章　"教えない研修"で、受講者を支援する

　ここまで、ADDIEモデルのうち、分析・設計・開発の3段階を説明してきた。ここで事例研究として、"教えない研修"について当院で手がけた事例を紹介する。この研修の設計・運営を担当した、当院TQMセンター係長（人材開発支援室兼務）で臨床工学技士の山田紀昭氏に話を聞いた。

実践例9　済生会横浜市東部病院「新人看護職員対象　医療機器研修」

■「根拠に基づいた」研修の必要性

　近年、医療機器の高度化に伴い、医療機器の研修が重要視されているが、当初から気になっていたのが、臨床工学技士が根拠を持った研修設計をできていない現状である。

　周りを見渡してみても、院内外を問わず、目標が不明確な研修、特段の評価なしに「やりっぱなし」で終わる勉強会、参加していればよしとする、いわゆる"名簿管理で追われている"講習会などが散見されていた。

　このような教育方法で、本当に安心・安全な医療が提供できるのか……と、人工呼吸器等、人の生命に直結する機器の管理を専門とする身として、このような現場に遭遇するたびに危機感を持たずにはいられなかった。

　なぜ、こんなことが起こるのか。そもそも、明確な学習目標を設定するという発想が主催者側や講師にない、習得主義ではなく履修主義（所定時間学習した者を修了とする）の考え方が抜け切れない、そして、いまだにKKD（経験・勘・度胸）を基盤とした人材開発のあり方が、多くの病院関係者に根強いことに思い至った。

教育も医療と同じ、根拠に基づいた（evidence-based）研修設計をしなければならないと思い立ち、自分が担当する研修内容を刷新していった。第2部で度々登場しているADDIEモデルが、この設計の根底にある。

　新人看護師向けの医療機器研修は従来、90分の集合研修で実施していた。最初に輸液ポンプ・シリンジポンプの操作説明を30分行い、その後に操作実習を50分、そして最後はテストを10分実施して終了、という流れであった。

　このプログラムで特に問題だと感じていたのが、次の3点である。
①説明する内容に比べて、機器の実習時間が短い
②医療機器やその操作に苦手意識を持つ職員への十分な対応ができない
③知識確認テストでは、「機器操作ができる」学習目標の達成度合いは評価できない

　これらの問題を解消すべく研修を再設計し、2015年度の新人研修から導入した。

■設計の核にある、2つの方法論
　研修の再設計にあたっては、次の2つの方法論を採用した。

（1）CRI（基準達成型研修）
　CRI（Criterion-Referenced Instruction）とは、「メーガーの3つの質問」を提唱したアメリカの教育工学者ロバート・メーガーによる、インストラクショナルデザインの技法のひとつである。講師は何か知識を教え込む役目ではなく、受講者がスムーズに学習を進められるよう、支援する役割として研修に参加するのが特徴である。

（2）反転学習
　反転学習（flipped learning）とは、実地の研修と他の学習手段を組み合わせるブレンド型学習のひとつである。

　通常の研修は、まず講義で知識を学び、その後に実習、もしくは現場で学習内容を実践することで、学習したスキルの定着を図る。対して、この反転学習では、受講者は事前にビデオやeラーニング等で学習内容を予習したうえで研修に臨み、本番の集合研修では、事前学習の完了を前提とした受講者同士の共同学習を行う。これにより、従来講義に使っていた時間を実習に充てることができる。

　以上の方法論により、①機器の実習時間が増え、②機器操作の苦手な者に対応する時間が確保でき、③知識確認テストに代えて学習目標を達成したかを評価できるようになった。

■ "教えない研修" の設計

　では、この2つの方法論により改善された研修の姿を具体的に見てみよう（図表2-17）。

（1）事前学習

　受講者はまず、臨床工学部が作成したeラーニングの動画コンテン

図表2-17　改定前・改定後の医療機器研修のプログラム

■改定前・・・集合研修90分

内　容	時　間
操作説明 （輸液ポンプ・シリンジポンプ）	30分
操作実習	50分
確認テスト	10分

■改定後・・・事前学習＋集合研修90分

□事前学習

内　容
操作説明 （eラーニング）
事前課題【タスク0】 （輸液ポンプ・シリンジポンプ・モニタ）

□集合研修

内　容	時　間
イントロダクション	10分
操作実習【タスク1〜3】 スキルチェック	80分

ツとオリジナルテキストを用いて、対象機器の操作を学習する。これにより受講者は、研修本番で扱う基本事項を一通り、映像と文字、写真を通じて把握できる。

さらに、コンテンツ視聴後は、「タスク0」という事前課題シートに取り組む。このシートに動画・テキストで扱ったキーワードを問題形式にして確認したり、機器操作上のポイントを書かせたりすることで、学習内容の記憶の定着度を上げていく効果がある。

（2）集合研修

イントロダクションとして本日の進め方等を説明した後は、操作説明の講義は行わず、速やかに操作練習の時間に入る。ここで CRI の考え方を援用し、本研修で達成しなければならない課題が記された「演習シート」が受講者に配布される（図表2-18）。

受講者はこの演習シートに従い、ペアを組んで研修会場に準備された機器を使い、各操作をお互い納得のいくまで練習する。そして、シートに書かれた操作がすべてできるようになったと判断したら、研修会場に待機しているコースマネジャー（以下、CM）の臨床工学技士に「スキルチェックをしてほしい」と申し出る。

要請を受けた CM の手元には、ある条件下での機械操作（要は練習問題）が示された「タスクシート」がある（図表2-19）。CM は、このタスクシートをもとに受講者に操作を指示し、操作の様子を確認してスキルチェックを行う。操作と合わせ「どうしてこのような行動（動作・操作）を取ったのか？」と、根拠を問う質問も逐次行い、その回答もチェックの対象とする。操作や根拠の回答に時間がかかりすぎるようなら、もう一度、演習のやり直しである。

このようにスキルチェックを進め、CM がタスクシートに記載の全項目に OK を出したところで、そのタスク（練習問題）は「合格」となり、次のタスクへと進む。このようなタスクを3題用意しており、すべてに合格が出た時点で、新入職員段階の医療機器の操作は卒業である。

図表2-18　演習シート

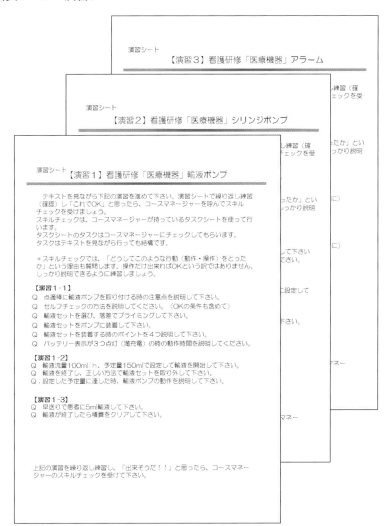

　演習の80分は、このように受講者おのおののペースで学習が進む。タスク1～3が早く仕上がった受講者は、他の練習中の受講者のアドバイスに回る。

図表2-19　タスクシート

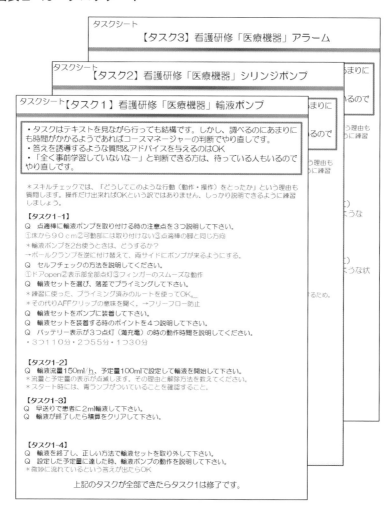

タスクシート
【タスク3】看護研修「医療機器」アラーム

タスクシート
【タスク2】看護研修「医療機器」シリンジポンプ

タスクシート【タスク1】看護研修「医療機器」輸液ポンプ

・タスクはテキストを見ながら行っても結構です。しかし、調べるのにあまりにも時間がかかるようであればコースマネージャーの判断でやり直しです。
・答えを誘導するような質問&アドバイスを与えるのはOK
・「全く事前学習していないなー」と判断できる方は、待っている人もいるのでやり直しです。

＊スキルチェックでは、「どうしてこのような行動（動作・操作）をとったか」という理由も質問します。操作だけ出来ればOKという訳ではありません、しっかり説明できるように練習しましょう。

【タスク1-1】
Q　点滴棒に輸液ポンプを取り付ける時の注意点を3つ説明して下さい。
①床から90cm②可動部には取り付けない③点滴棒の脚と同じ方向
＊輸液ポンプを2台使うときは、どうするか？
→ポールクランプを逆に付け替えて、両サイドにポンプが来るようにする。
Q　セルフチェックの方法を説明してください。
①ドアopen②表示部全部点灯③フィンガーのスムーズな動作
Q　輸液セットを選び、落差でプライミングして下さい。
＊練習に使った、プライミング済みのルートを使ってOK。
＊その代りAFFクリップの意味を聞く。→フリーフロー防止
Q　輸液セットをポンプに装着して下さい。
Q　輸液セットを装着する時のポイントを4つ説明して下さい。
Q　バッテリー表示が3つ点灯（満充電）の時の動作時間を説明してください。
・3つ110分・2つ55分・1つ30分

【タスク1-2】
Q　輸液流量150ml/h、予定量100mlで設定して輸液を開始して下さい。
＊流量と予定量の表示が点滅します。その理由と解除方法を教えてください。
＊スタート時には、青ランプがついていることを確認すること。

【タスク1-3】
Q　早送りで患者に2ml輸液して下さい。
Q　輸液が終了したら積算をクリアして下さい。

【タスク1-4】
Q　輸液を終了し、正しい方法で輸液セットを取り外して下さい。
Q　設定した予定量に達した時、輸液ポンプの動作を説明して下さい。
＊微妙に流れているという答えが出たらOK

上記のタスクが全部できたらタスク1は修了です。

■受講後の反響と研修内容の進化

　研修実施の結果、受講者全員が、タスク1～3のスキルチェックを研修時間内に完了していた。

　研修後に受講者数人にインタビューをしたところ、「他の受講者をあまり気にしないで、自分の苦手な機器の操作に時間をかけられたので

よかった」「医療機器操作のプロである臨床工学技士が私の操作を逐一チェックしてくれるので、正しく操作できているかが客観的にわかり、自信を持って使えるようになった」等の回答が多く寄せられた。こちらの狙った結果が得られたようだ。

　最初の研修改定以降も少しずつ改定を行い、現時点では対象機器を増やし、同様の反転学習形式で研修を継続している。

　大きな改定点としては、CM の担当を現場の先輩看護師に変更したことである。受講者の新人看護師から、「研修で教わった操作法が現場と違う」との声が寄せられたためである。かつては新人であった先輩看護師も現場経験を積むにつれ、機械操作が"自己流"になっていた。そこで、先輩看護師自身が教える側に立つことで、正しい手順やその操作を行う根拠が明確に説明できることを狙った。研修会場には引き続き臨床工学技士も 2 人程度常駐し、CM である先輩看護師が助言・支援がほしい場合に補足の説明をすることにしている。

■ "教えない研修" の効能

　逆説的であるが、研修設計時に「何を教えようか」と考えるほど、受講者が得る学びの質からは遠ざかっている、と思う時がある。研修の目的は、講師がどれだけ教えたかではない。あくまでも、受講者が自ら学ぶことを支援する手段として研修がある。その意味で、「研修で教える」という固定観念から離れて教育提供のあり方を考えるきっかけとして、ここでは"教えない研修"を取り上げた。

　現場の課題を自らの試行錯誤で乗り切って経験を深め、次の実践編へと活躍の場を広げていくのが職員に求めたい本来の姿である。そのためにも、人材開発の側にいる者は、「教える」存在以上に、「じっと見守り」、いよいよ課題に直面した際に、そっと背中を押してあげられる存在でありたいものだ。ここで紹介した方法は、教える側が受講者の試行錯誤を見守り、理解度に応じて助言を与えられる点で、疑似 OJT 的な、きめ細やかな関わりができていたといえる。

反転学習は、事前学習の教材等、準備に相応の労力がかかる。しかしながら、労力をかけて余りある"効能"が見いだせるようなら、職員の自立を後押しできる教育手段として導入を検討されてはいかがだろうか。

外部講師とタッグを組むために

　ここからは「講師」をテーマに扱う。学習内容を受講者に伝え、行動変容を促すうえで講師の存在は重要である。外部講師に依頼するか、職員が講師を務めるか、それぞれに押さえるべきツボがある。ここでは、外部講師との「タッグの組み方」を扱う。

●「心に火をつける」存在として

　最初に、"教師"についての、ある名言を紹介しよう。アメリカの哲学者・作家だったウイリアム・アーサー・ワードの言葉である。有名な言葉なので、教育に関わってきた多くの方はご存じかもしれない。

- ・凡庸な教師はただしゃべる
- ・よい教師は説明する
- ・すぐれた教師は自らやってみせる
- ・そして、偉大な教師は心に火をつける

　新たな知見をただ伝えるのが目的であれば冊子を渡したり、eラーニングとして職員に提供したりするだけで事足りるかもしれない。そこをあえて、手間暇をかけて研修を企画し、"人"を通じてその内容を伝える以上は、講師に立つ者は相応の力量を兼ね備えておく必要があるだろう。

　特定の分野の内容を熟知している人を、インストラクショナルデザインではSME（Subject Matter Expert）と呼ぶ。SMEは学習内容の妥当性を吟味することができるが、受講者の目線に立ってわかりやすく伝え「心に火をつける」ためには、別途、講師としての考慮が必要である。ここを意識しないと、伝える内容の質・量が受講者には too much（難しすぎる・盛りだくさん）になり、その結果「受けっぱなし」の状

態を招く恐れがある。

　あなたの病院の研修講師は、受講者の心にどれだけ「火をつけて」くれただろうか？

外部講師に依頼するメリット・デメリット

　研修の講師を務めるのは、①院外の専門家か、もしくは②院内の職員のいずれかである。まず、①の外部講師に注目して説明する。まずは、外部講師に依頼した際のメリット・デメリットを明らかにしてみよう。

（1）メリット
①講師自体に魅力がある
　院外の方に講師をお願いする場合は、この動機が多いのではないだろうか。○○の分野における権威、第一人者、専門家による話はその内容もさることながら、受講者が目指している"あの人"が目の前にいること自体、受講者の心を鼓舞するには十分なものがある。
　ただ、この講義を、企画本来の目的である行動変容・成果創出に向けていくかは、人材開発担当や現場上司の腕の見せ所である。「いい話を聴いた」で終わることも多いからである。
②院内にないノウハウを享受できる
　院内で講師を立てるには時間とノウハウが不足、もしくはインストラクション技術における専門性の高さに期待して、外部に依頼することがある。多くの研修会社ではあらかじめ開発されたパッケージプログラムがあり、何を・どのように提供してくれるかが明快なため、依頼する側にとっては一定の研修品質が担保されている安心感を得ることができる。
　病院によっては最初は外部講師に依頼し、その知識・スキルを有する者が院内に増えてきた時点で職員が講師を務め、後進の指導に当たることもある。

③外部なりの中立性や新たな視点が提供できる

　管理職研修など、組織の上位層を対象とした研修は、院内講師だと立場上やりづらいことが多い。マネジメント上の新たな視点を提供したり、グループワーク等の演習の際にファシリテーターとして受講者の意見を引き出したりする役割は、外部講師のほうが向いている。

（2）デメリット

①「丸投げ」リスクが発生しがちである

　外部講師は、インストラクション（講義）における話術やファシリテーション技術において高いスキルを持ち合わせている半面、ともすれば研修担当者が講師側に依存する「丸投げ」の状態になってしまい、結果として、当初意図した成果に結びつかないことがある。

　人材開発担当はあくまでも資源の一部を外部調達している、との意識を持ち続けることが大事である。設計・開発・実施の一部を任せているのであり、講師側が提示した見解や教材がベストであるとは限らない。担当者はいわば、人材開発における病院の代表として、外部講師とやり取りをしている。病院側の発注者である幹部、そして受講者の視点に立って言うべきことは言い、外部のパートナーと共に研修内容を高めていくスタンスを持ちたい。

②カスタマイズが利きにくいことがある

　研修会社・講師として確固たるコンテンツ（テキスト・シート類等）があるということは安心材料である半面、自院の研修で目指したい目標や院内の事情に合わせて、多少のカスタマイズをお願いしたい場合もあるだろう。

　①と同様、実情に合わせて要望を伝え、可能な限り対応してもらえるようにお願いしよう。研修会社では企業で実施することを前提に置いたプログラムが多いと思うので、院内で使用している用語に置き換えた説明がされるだけでも、受講者を迷わせない配慮ができる。

③費用がかかる

　講師料に加え、テキスト印刷代や講師の往復交通費、昼食代等の費用が発生する。当初の予算を超えそうな場合は、相見積もりも踏まえて相談したり、テキストは PDF で送ってもらい院内で印刷したりする等、可能な限りコスト削減のやり取りをしてみよう。

 具体的な関わり

　外部講師での実施を決定した後の具体的な関わり方を、⑴要望の整理、⑵講師の探索、⑶打ち合わせ～実施、⑷実施後の 4 段階で説明する。

（1）要望の整理

　前節で、研修設計を外部講師に「丸投げ」にしないことが大事だとお伝えした。そのためには、研修に際して望んでいることを「見える」形で提示できるといい。

　そこで、図表 2 -20 のようなシートを作成して、依頼する背景や条件を一通りまとめておいてはいかがだろうか？　研修講師側にとっても、病院へヒアリングする際の確認事項が明確になる。病院側・講師側双方が共通の目線で意見を交わすことができれば、スムーズに内容を詰めていけるだろう。

（2）講師の探索

　外部の研修講師を探す場合の経路として、①研修会社経由、③各種会合経由、③他院との情報交換、の 3 点で説明する。

①研修会社経由

　最も一般的な探索法だと思う。各研修会社のホームページを見て、院内で実施したいテーマに近い講座内容を比較検討する。医療機関に特化した研修会社は少ないので、企業向けも含めて広く検討しておく。

図表2-20　研修要望シート（若手向け文書作成研修の例）

1．研修背景	社会人になれば、業務で議事録を作成したり、企画書やイベントの案内状を作成したり、メールなどで顧客や上司とやり取りをするなど、さまざまな場面で資料を作成する機会がある。 　資料の作成については、職場に配属されてから先輩等によるOJT指導が多いが、配属部署の体制の違いで十分な指導が受けられていないところも多く、その結果、「ビジネスマナーにのっとった書き方になっていない」「何を伝えたいのかわからない」等の意見が複数部署の所属長からあがっている。 　そこで別途、研修の場を設けることで、文書作成スキルの向上を図ろうと計画している。
2．研修目的	「伝わる資料」を目指し、社会人としての基礎である議事録、案内書、メールなどを適切なルールに従ってわかりやすく作成できる。
3．行動目標	1）伝えたいことを、論理的に文章にまとめることができる。 2）ルールに沿った、議事録がわかりやすく作成できる。 3）フォーマルなメール文章が作成できる。 4）わかりやすいイベント等の案内状が作成できる。
4．対　　　象	グループ病院　1～5年目の事務系職員　約30人　（職種不問）
5．日　　　時	本年○月～△月の土曜日から2回、各日とも半日（9：00～12：00）
6．会　　　場	○○病院　3階　第1会議室　（最大利用者数：20人程度）
6．内容要望	1）職場でよく作成する3～4文書の演習ができること。 2）職場で実際に使用する様式を使って、演習できること。 3）テキストには、受講後も参照できる必要事項を網羅した付録があるとよい。
7．効果測定	1）受講者アンケート（研修直後） 2）書式チェックリストを使っての相互評価（研修ワーク時） 3）受講者・上長向けアンケート（3カ月後）
8．予　　　算	2回合計　○○万円

鈴木（2015）を元に筆者作成

　研修会社のホームページ上のラインナップに出ていない場合も、直接連絡して確認することもある。そしてイメージしていた内容で実施してくれると判断したところで、営業担当を呼んで詳細を説明してもらう。費用や各施設の実情に即したカスタマイズがどれくらいできるかは、このタイミングで確認しておく。このように複数社を比較検討して、お願いする1社を選定する。

　なお、公開コースや体験コースを設置している研修会社もあるので、機会があれば参加し、実際の講義の様子を確認するとよい。

②各種会合経由

　筆者は医療関係者向けの勉強会やセミナーに出席した際、場が許す限り講師と名刺交換をし、感想や質問等、コミュニケーションをとることにしている。そして後々、研修登壇の打診をすることもある。自身が講義の様子を目で見ているので、自院で実施した際のイメージが湧きやすいためである。

　また、各業種の人事担当者が集まる人事系の勉強会やセミナーに足を運ぶことも多く、そこでやりとりをしたご縁から、自院の研修講師を引き受けてもらったこともある（不思議なことに、筆者が参加した人事系セミナーで、病院関係者や福祉施設の方にお目にかかったことはほとんどない。病院向けと銘打っていなくとも参考になることは多いので、機会があれば参加をおすすめする）。

③他院との情報交換

　上記のセミナーや医療経営系の学会（例：日本医療マネジメント学会、日本病院学会、全日本病院学会等）では、他院の方々と交流することも多くある。その際に研修について話が及び、講師を紹介してもらったこともある。実際に研修を実施した方からの言葉だけに、一定の信頼感がある。

　ほかにも、筆者が注目した書籍の著者に連絡をとり、研修の実施に至ったこともある。このように、講師候補の方との接点はさまざまに考えられる。いずれの場合も前述の「研修要望シート」をもとにやり取りをすると、要望がスムーズに伝わる。

（3）打ち合わせ～研修実施

　依頼する研修会社（と講師）が決まったら、プログラム設計へと進む。ここからは、講師や研修会社の営業担当を交えて打ち合わせを重ねていくことになる。プログラム案の詳細やテキスト案が提示されるので、担当者としては「組織の視点」と「受講者の視点」を持って、忌憚

なく打ち合わせを進めよう。

　「組織の視点」とは、本当にこちら側の意図をくんだ内容になっているか？ 設定した研修目標が、どのような流れで実現されるのかを考えること。「受講者の視点」とは、研修ストーリーは自然に理解できる内容か、現在の受講者には難しすぎる／やさしすぎる内容になっていないか、ワークシートは使いやすい体裁か等である。

　筆者が講師側と打ち合わせをする場合は、研修に際しての課題感をホワイトボードに書き出しておき、そこに打ち合わせの内容を順次書き足していくことが多い。打ち合わせ後はそのボードの写真を講師側にも送ることで、内容の共有を図る。お互いに納得したところで本番を迎えたいものである。

　一通りの打ち合わせが終了してからも、本番までは気が抜けない。筆者の聞いた例では、テキストが本番ギリギリになって届いたものの、要望した内容が反映されていない等、企画側が意図していたイメージと違っていたこともある。修正依頼する時間の余裕も考えると、教材の納品は少なくとも本番１週間前には設定しておきたい。他の業務も抱えているなかで、本番までは意外とあっという間に時間がたってしまうものだ。

（４）実施後

　研修を実施してみてわかることも多いので、企画側としても「やりっぱなし」にせず、受講者アンケートや研修をオブザーブした際のメモ等を参考にしながら、良好点や改善点を明確に文書化しておく。講師側にもアンケートを送り、実施後の感想（受講者の様子・運営上の留意点）を入手しておくといいだろう。

　講師によっては、研修後に振り返りのミーティングを開催することもある。同一講座を複数回実施する場合やシリーズ研修の場合は、この振り返りにより明らかになった改善点をもとに、次回の内容を微調整する（研修の振り返りについては、以降であらためて説明する）。

研修講師の責任範疇は、原則、研修実施までであり、実施前後も含めた研修の成果責任は、ほかでもない人材開発担当にある。ぜひ、「自院の人材開発のプロ」として、主導権を持って企画を進めていく気概を持って動いてほしい。

第15章　院内講師が育つ仕掛けを作る

　前章では、外部講師の力を借りて研修を進めていくうえでのポイントを解説した。ここでは続編として、「院内講師」を扱う。人材開発担当として、どのように院内講師を支え、研修を成功させるパートナーとして協力を得ていくか、実践例を交えて説明していく。

●「名誉な講師の仕事」を、担当者として支える

　以前、筆者がある会社に転職してしばらくたったころ、「当社のセミナー講師として登壇してほしい」と、上司から要請があった。受講者は、各業界から集まった経営者ばかり。普段の業務とは数段、ハードルが上がるように感じ、急場で自身の仕事を振り返りつつ、試行錯誤で講義を組み立てていった。

　はじめは、自身が用意してきたことを伝えるのに精いっぱいだったのが、気がついてみると、受講者の反応を見ながら、臨機応変に話せるようになっていった。「経験を積んで、下手になることはありませんよ」という、当時の上司の言葉を今でも思い出す。

　「講師を任される」ということは、職場内で良質な職務経験を積んでいることが認められた証しでもある。抜擢された職員は、自身の経験とノウハウを後学に伝えていく名誉を得ると同時に、内容を整理しわかりやすく伝えることで、受講者の理解と行動変容を促していく責任が生じる。

　このような立場で講師を務める職員に対して、人材開発担当として何ができるだろうか？　講師と二人三脚で研修を成功させ、講師にも「引き受けてよかった！」と思ってもらえるようにしたいものである。

院内講師のメリット・デメリット

　ここで、院内講師を起用する際のメリット・デメリットを明らかにしておこう。

（1）メリット

　何よりも、院内の事情に精通している点は、講師として伝える立場に立った際は大きなメリットになる。前章で解説した外部講師の場合は、伝える領域の専門性とインストラクションの技術において一日の長がある半面、いかに院内の事情を把握してもらい、それに沿った内容を提供してもらうために、相応のすり合わせが必要である。院内講師だと、この労力が相当程度カットできる。

　特に、受講者となる職員とは、普段の仕事を一緒に進めている場合が多いため、何を得意としていて、逆にどの部分に課題を感じるか、登壇前からつかんでいる場合も多い。

　また、研修のための追加費用がかからない点も、内部講師を起用するメリットのひとつとされている。しかしながら、相応の「費用」がかかっている点は認識しておく必要があるだろう（以降で詳述する）。

（2）デメリット

　まず、院内講師は仕事のプロであっても、教えるプロではない。自身の受講者としての経験を思い出しつつ試行錯誤で準備を進めるが、ともすると、勢い余って内容が受講者のレベルをはるかに超えるものであったり、扱う分量が盛りだくさんになってしまったりする例は、よく見られる。

　また、外部講師を招聘すると金銭面の費用がかかるが、実は院内講師も「人件費」という費用がかかっている。かつ、実際の業務時間を削って研修に充てると、その時間で行うはずの"本来業務"はできなくなる（これを機会費用という）。さらに、テキスト作成等、下準備にはそれ相

応の時間がかかる。これらの費用を勘案しても、職員に講師を依頼するのが妥当なのかは一度考えておくといいだろう。研修時期と本来業務の繁忙が重ならないよう、配慮することも重要である。

　なお、院内講師と外部講師の「組み合わせ」で研修を実施する場合もある。例えば、当院では新たなルールを制定したうえでコンプライアンス研修を開催する場合、まずは【第1部】として改定の背景や要点を院内講師がレクチャーし、【第2部】ではコンプライアンスの概論や他院・企業で起こった事例解説を、外部の専門家が行うことがある。受講者に十分な動機づけを行ったうえで、講義への集中力と理解度を増してもらうための一例である。

講師が育つ仕掛けを作る

　さて、院内講師の「教えるスキル」をどのように補っていくか。現状では講師の自助努力、つまり、講師自身の受講者経験を思い出しつつの試行錯誤によるところが大きいのではないだろうか。

　人材開発担当としては、その専門性を生かして院内講師へのサポートを期待したい。研修をお願いする人という立場から、講師とともに研修を成功させるためのパートナーとして積極的に関わってほしい。

　企業では、現場のベテランが培ったノウハウを次の世代につなげていくことを目的に、人材開発部門が主導してトレイン・ザ・トレーナー（TTT）と呼ばれる講師養成講座を開催したり、段位認定のある講師認定制度を創設したりして、現場社員が講師として登壇するための組織的な取り組みをしているところもある。

　しかしながら、病院ではこのように組織的な講師養成ができるところは極めてまれだろう。そこで、"身の丈"に合った講師養成をすべく、筆者が関わってきた事例を紹介する。

　「実践例２」で、神奈川県済生会主催の "現場発の医療経営" ベーシックコースを紹介した。このコースの目玉のひとつが、各施設で活躍する中堅職員が講師を務めている点である。自身の数年先を走る先輩が仕事の実際と魅力を語ることで、受講者のキャリア形成に資するようにする目的があるが、当初課題となったのが、教えるスキルの醸成であった。

　初年度は、各施設の勉強会や学会等での登壇経験が相応にある職員を中心に講師を務めてもらった。しかしながら本コースでは、中堅職員が自身の経験や志を若手にわかりやすく伝える登竜門と位置づけているため、講師は２〜３年程度で後任に引き継ぐことを原則としている。そのため、コースの回を重ねるごとに、これまで講師としての登壇経験がない者にも白羽の矢が立つようになってきた。

　当初は「講師向けガイド」としてＡ４版２枚程度のレジュメを渡したうえで、必要に応じて事務局が解説したり、前任者が作成したテキストやレジュメ、講義録画（事務局では、記録用として毎回の講義を録画している）を見せたりしていた。しかしながら、研修の構成や伝え方に関しては各講師でまだ差があったため、研修設計の原理原則を伝えたうえで、それぞれの講義を組み立ててもらおうと考えた。

　そこで、筆者を含む事務局メンバー間で打ち合わせを重ね、2019年度の登壇講師を対象に、「講師ミーティング」と称したワークショップを開催した（図表2-21）。

　まずは冒頭で、神奈川県済生会支部長（当時）の正木義博から講師陣へ、「経営マネジメントスタッフ」たる事務職員の代表として、次世代に経験や志を伝えていくことの重要性を伝えた。

　本論は、３部構成である。【第１部】として、当コースの設立趣旨や構成、目玉となるポイントを改めてレクチャーしていった。この説明により、講師陣はコースの全体像を踏まえて研修を設計することの重要性を理解したようだ。事実、関連する講義（例：財務会計と管理会計）の

図表2-21　「ベーシックコース　講師ミーティング」のプログラム

内　容
冒頭挨拶　—支部長からのメッセージ—
【第1部】　ベーシックコースの現状と課題 ・いままで…目的・コンセプト・内容・結果 ・これから…さらなる「学びの連鎖」を創るために
【第2部】　講義の効果・効率・魅力を高める3ステップ ・研修設計は、KKD(経験・勘・度胸)から「方法論」へ ・研修の「入り口」と「出口」を考える ディスカッション：受講者を理解する 　── 入り口…"5年目職員"は、どんな状態にいるか？ 　── 出　口…研修後、どのような状態になるといいか？
【第3部】　講義を魅力的な研修にするための、4つの視点 ディスカッション：「講義の魅力を上げるために」 　── みんなの体験・実践をシェアしよう！ 　── さらに魅力ある研修にするためには？
事務連絡：本番までにお願いしたいこと

　講師同士が、このワークショップ後にはお互いの講義範囲を確認し合っ
て講義を組み立てていたと聞いている。
　続く【第2部】では、研修設計の方法論をADDIEモデルに沿って概
説し、A（分析）にあたるパートとして「自院の5年目職員の状況」を
取り上げ、自身が若手職員だったころの経験や現在の若手の様子を思い
起こしながらディスカッションをしてもらった。講師の経験が浅い者
は、ともすれば「講師として自分が何を話すか」に注力しがちだが、こ
のセッションによって、「受講者である相手が何を望んでいるか」を起
点に講義内容を考えるように視点が変化したようである。
　そして【第3部】では、ARCSモデル（興味・関連性・好奇心・満
足感）を説明したうえで、受講者としての自身の体験を思い出してもら
い、どのような要素を講義に盛り込んでいくと研修の魅力が高まるのか
を話し合ってもらった。「あの時の○○先生の話は興味をひいた」とポ
ジティブな話や「あの時の講義が退屈だったのは……」とネガティブな

経験などから、講義の Dos & Don'ts（べし・べからず）を意識するきっかけになり、ワークショップの講義以上にお互いのコメントから学んでいった感があった。

　合計 2 時間のやや駆け足なワークショップではあったが、参加した講師陣からは、「今まで感覚的に理解していたことを体系的に学ぶことができ、貴重な時間であったと思う」「コースを担当する各講師の人となりや考え方がよくわかり、講師陣としての連帯感が持てた」「自身も講師の一人として、講義の質を高めて受講者に貢献していきたい」との意見が寄せられ、主催者一同、開講してよかったと安堵したものである。

　本コースは 2021 年度以降、オンライン形式での開催となったが、講師ミーティングもオンライン講義の質をいかに上げていくかということに狙いを定め、引き続き開催している。

　筆者が講師として新たなテーマを扱う際は、どのように聴き手に伝えたらよいか、今でも相応の試行錯誤をする。この「苦しくて楽しい作業」を乗り越えると、まるで霧が晴れたような思いをするのだが、自ら教えることが最も学びが深い、とそのたびに実感している。

　人材開発担当は、職員の成長を促す手段として研修を企画するが、同時に、講師を務める職員に対しても、彼らが登壇を通じて深い学びを得られるよう、「専門性」を持って支援したいものである。筆者もまだだ勉強である。

第16章　「最高の舞台」を作る準備と運営

　ここでは、ADDIE モデルの４段階目である「実行（Implementation）」を扱う。研修当日は、分析・設計・開発と時間をかけて取り組んできた作業が花開く瞬間である。当日が「最高の舞台」となるように、研修事務局としてなすべきことを体験的に述べていく。

"研修当日" という舞台の成功に向かって

　研修の実施を決めてから、内容に関しての打ち合わせ、講師の選定、教材の作成、受講者への広報と、人材開発担当として多くの工数をかけてきた。このように種々、準備してきたことを確実に受講者の学びにつなげるために、研修の準備・運営は抜かりなく進めたい。研修のゴールは受講者が現場で成果を創出することであるが、その通過点としての「研修当日」を成功に収める責任が、担当者にはある。

　人材開発担当は、言うなればプロデューサーである。研修本番という舞台の成功のために、各所に思いを巡らせて、講師がそのパフォーマンスを最大限に発揮し、受講者は学びに向ける集中力を最大限に発揮できるように能動的に動いていこう。

　以下、事前準備と研修当日の主な動きを、筆者の経験をもとに説明していく。かなり泥くさい内容もあり恐縮だが、チェックリストのようにお読みいただければ幸いである。

事前準備のポイント

　研修前の準備に関して、講師・受講者とのコミュニケーションと、使用する機器・備品・会場の確認の２点について述べる。

（1）講師・受講者とのコミュニケーション

① 講　師

　テキスト・ワークシート類の納期は早めに設定しておく。到着次第、内容を確認し、万一、テキストに誤字脱字の類いを発見したら、教材の信頼性にも影響するため、講師に速やかに確認する。シート類についても、実際にどのタイミングで使うのか、記述するスペースは十分な広さかなど、受講者の立場に立って確認していく。資料配布の順番や印刷するサイズが不明な場合も、併せて確認しておく。

　院内講師の場合、前任者のスライドやアンケート結果等があれば、教材の参考資料として渡しておくといい。また、本来業務の合間に講師を務めていただくので、教材作成には余裕を持った期間をとりつつ、適時リマインドしていくことが必要だろう。事前課題を用意している場合は、その回答を集計のうえ、講師と共有しておく。研修で扱うテーマに関して、受講者の課題感や理解度など事前に講師が把握しておけば、研修本番で反映できる。

　さらには不測の事態を見越して、講師と研修担当者の緊急連絡先をお互いに交換し、当日の集合場所を再確認しておく。

　ここで、筆者の経験した例を2つ紹介する。他山の石としていただきたい。

【例1】

　A講師から連絡があり、研修当日は自前のPCでスライド投影したいとのこと。事務局はWindowsマシンを想定していたが、研修当日、A講師が持参したのはMacブック。本機とプロジェクターとのコネクターが合わず難儀したが、偶然、院内で変換プラグを持ち合わせていた者から拝借して対応した。以降は変換プラグを購入し、同種の事態に対応できるようにしている。

【例2】

　例年研修をお願いしているB講師。今期から会場を変更したことは事前に伝えてはいた。当日、姿が見えないので電話したところ、昨

年度の会場に行ってしまっていた。現会場まで数kmだったので急きょ、タクシーを手配し、何とか開始時間に滑り込んだ。こちらから直前にもリマインドすべきだった。

②受講者

当日の持ち物と研修会場、緊急連絡先は、受講者には十分に伝えておく。普段現場にいる医療者が受講者の場合、院内であっても研修会場は初めて来る場所であることもあるので、チラシ等で十分説明しておく。電車遅延等の遅刻を見越して、事務局の緊急連絡先を伝えておくのは講師と同様である。また、会場の空調の状態によっては過度に暑さ・寒さを感じる受講者もいるので、体温調節がしやすいよう、羽織れる衣類の持参を促しておくとよい。

受講者とあわせて、現場の上司にも機会を見つけて研修開催のアナウンスをするといいだろう。筆者の場合は、研修直前の所属長会議や上司との立ち話等で話題に出している。

（2）備品・機器・会場

開始 1 週間前までには、研修で使用する教材と備品が一通りそろっていることが望ましい。購入する必要のあるものは早めに手配し、所定の場所に固めておこう。図表 2-22 のような「研修準備物リスト」を用意し、研修ごとにカスタマイズして使用すると、ヌケ・モレがなくなる。

使用予定の会場では、必ず事前に「現地・現物」を確認しておく。意外と機器の操作方法がわからなかったり、机・イスの様子がイメージと違っていたり、壊れていたりするなどの「発見」がある。

院外の会場であれば、ホームページの地図ではわかりづらい、玄関から会場までの動線が複雑、昼食用の近隣の飲食店が意外と少ないなど、行ってみて気がつくことも多いだろう。余裕があるうちに対処法を考えておこう。貼り紙をどこに掲示しておくか、わかりにくい場所なら要所にスタッフを立たせて誘導させたほうがよいか、休憩時間に十分余裕のある位置に飲食店がどのくらいあるか、店が少なければ弁当を手配する

図表2-22 研修準備物リスト

研修準備物リスト

研修名	○○研修		
日 時	年 月 日 : ～ :	会 場	○階 第○会議室
講 師	□□ □□	当日スタッフ	○○・○○・○○

(1)設備・備品

✔	物 品	数 量	備 考
	プロジェクター	1台	会場備え付けを使用
	プロジェクタースクリーン	1台	会場備え付けを使用
	ホワイトボード	2枚	会場備え付けを使用
	PC端末	1台	
	書画カメラ	1台	
	レーザーポインタ	1本	
	デジカメ	1台	事務局撮影用
	ハサミ	1本	
	マスキングテープ	1本	
	水性顔料マーカー	○セット	各テーブルに1セット用意

(2)資料・配布物

✔	物 品	数 量	備 考
	テキスト	○部	A4版 2in1で印刷
	ワークシート	○枚	A3版で印刷
	名簿	○枚	講師用・事務局用・受付用
	座席表	○枚	講師用・事務局用・受付用
	事後アンケート	○枚	
	コピー用紙	○枚	A3○枚、A4○枚
	ポストイット	○束	75mm×75mm 黄色
	模造紙	○枚	白色

(3)その他

✔	物 品	数 量	備 考
	非接触体温計	1本	来場時検温用
	サージカルマスク	1箱	予備として備えておく
	消毒用アルコール	○セット	
	清拭クロス	○セット	
	掲示用貼り紙(A3)	○枚	
	お菓子	適量	チョコ、アメ、ビスケット等／煎餅はNG
	お茶(ペットボトル)	○本	講師・受講者用
	講師用 紙コップ、おしぼり	○セット	

か等、思案しておいたほうがいいだろう(ちなみに、筆者は「近隣ランチマップ」を作成したことがある)。

　会場の都合にもよるが、可能であれば前日のうちに、予定したレイアウトどおりに机・イスを組んで、どの席からも講師とホワイトボードが見えるか確認しておく、受講者の机・イスはなるべく同種のものでそろえておく、受講者の机は汚れがないようによく拭いておく、机上に置い

ておく資料等はきっちりそろえておく、ホワイトボードは消し残しがな
いように拭いておく、ホワイトボードマーカーはインクがかすれていな
いか試し書きをし、後ろの席の受講者にも見えるように太字を用意して
おく等、考えられる限り、受講者と講師を気持ちよく迎え入れる準備を
しておきたい。

 ## 研修当日のポイント

　上記の準備を完了して、ようやく研修当日である。事務局スタッフと
して動いてほしい重要なポイントを、開始前・開催中・終了時と、順を
追って説明する。

（1）開始前

　まずは機器・設備まわりの最終確認。空調や照明、マイクやプロジェ
クター等の様子を確認する。会場によっては全館空調の場合もあるた
め、特に冷暖房の風が直接当たりそうな位置には受講者を座らせないよ
うに配慮しておく。

　スライド投影時に前方の照明を消すかどうかは講師に確認するといい
だろう。会場を暗くすると受講者の手元が見えづらくなり、眠気を誘い
やすくなる。プロジェクターの性能が上がり、部屋が明るいままでも投
影画面がはっきり見えることもあるので、実際に照らして確認してみる
とよい。

　さらには、昨今のCovid-19感染拡大防止策として、体調確認・手指
衛生・間隔確保・常時換気を徹底する。具体的には、会場出入り時の消
毒用アルコール使用の徹底、受講前の検温・体調聞き取りとその記録の
保管、受講者の席間の確保、1回あたりの定員減、研修開催中の出入り
口の扉開放等である。

（２）開催中

　開場時間となり、順次、受講者が入ってくる。事務局として、明るい挨拶とハキハキした応対で受講者を迎えよう。研修当日の"第一印象"を形づくる大事な瞬間である。

　そして開始時間。まずは事務局から、事務連絡を含むオリエンテーションを行う。具体的には、資料・机上の配布物の確認、（外部会場の場合は）お手洗い・非常口・自動販売機・食事場所等の案内、本日の研修趣旨（あらためて、何を狙いとする研修なのかを手短に伝える）、そして講師の略歴の紹介をして、講師につなぐ。

　この間、オリエンテーションはおよそ５分前後の短い時間ではあるが、受講者が集まり若干ガヤガヤした雰囲気から、研修会場としての健全な緊張感を作り上げていくうえで重要な"儀式"だと考えている。このため、アナウンスする者は、後ろの受講者にも明瞭に聞こえるよう、姿勢を正して十分な発声を心掛けよう。特に、昨今は Covid-19 感染対策で常時マスクを着用していると声がとおりづらいので、声のボリュームには気をつけておきたい。使えるなら極力、マイクを使おう。

　なお、事務局がカメラやビデオで研修時の記録を取る場合は、撮影用途を受講者に必ず話しておく。広報用に使用する場合、写るのを嫌がる受講者もいるので、撮影の可否を確認する配慮は必要だろう。

　研修開始後は事務局席にて待機しつつ、適宜、講師と受講者の様子を俯瞰しておく。講師の話で特に感銘を受けた点や受講者の様子で気になる点は、適宜メモを残しておく。そして休憩時等に、気になる受講者の反応を講師に伝えよう。グループワーク中に対話が滞りがちなグループ等があった場合も同様である。

　研修途中で配る追加資料はグループごとに枚数をそろえておき、講師の指示があった際には速やかに動けるようにしておこう。

　時間管理もまた、事務局の重要な仕事である。当初の進行時間は常に気にしておき、予定より後ろ倒しになりそうな場合は会場後方から「あと○分です」等と大書して掲げる等してさりげなく講師に知らせたり、

休み時間等を利用して、以降の時間配分を相談したりしよう。

　筆者の場合、差し支えのない限り、講師と昼食をご一緒している。午前中の研修で筆者なりに感銘を受けた点や受講者の様子を伝えつつ、以降、事務局に特にサポートしてほしい点などをやり取りし、午後もモチベーション高く講義していただけるように心掛けている（一方で、講師ご自身の休憩も必要なので、こちら側が話しすぎないようにも留意している）。

（3）終了時

　研修が終了したら、速やかに事務局からクロージング（締めのアナウンス）を行う。主に話す内容は、講師へのお礼、（手短に）研修の所感、質疑受け付け、忘れ物の注意、事後課題の案内、当日アンケートの記入等である。

　アンケートを記入した者から退室可能と案内するものの、研修が終わって気がそぞろになっている受講者もいるだろう。そこで、受講者の理解度把握と今後の運営に役立てたいので、（自由記述は）具体的に記入してほしい旨を明言しておく。筆者の経験上、このようにあらためて伝えておくと、割と回答の分量が増すように思う。

　研修後は、講師の時間が許せば少しの時間でも構わないので、事務局を交えて本日の振り返りを行おう。講師のご尽力に感謝しつつ、記憶の新しいうちに忌憚なく本日の良好点と課題を共有する。連続講義等で次回も研修が続く場合はこのタイミングで、以降の運営内容を微調整できる。

　なお、当院では以前、紙形式でアンケートを実施していたが、現在は google フォームを活用している。アンケートフォームの URL を QR コードにしておき各グループに配布すると、受講生は各自スマートフォンで読み込んで回答するという寸法である。現時点では受講者の操作上の問題はほとんどなく、回答入力時にデータ化が済んでしまうため、事務局としても以降の分析・検証業務がかなり低減されて重宝している。

● 日々の体験が、研修運営のヒントに

　以上、筆者の体験を中心に、研修事務局として実行すべきポイントを説明してきた。この段階では特に、経験の積み重ねがモノをいう。事務局としての実践、受講者アンケートからの意見、受講者として外部のセミナーに参加した時の様子、その他、日常の各所でサービスを受けた経験一つひとつに自院の研修を成功させるためのヒントがある。受講者にとっても講師にとっても、そして事務局にとっても「やってよかった！」と言える場づくりを心掛けていきたい。

　次章は、ADDIE モデルの5段階目、「評価（Evaluation）」を扱う。

第17章　評価結果を「今後」に生かす

　研修設計の方法論として紹介してきた ADDIE モデルも、最後の段階である「評価（Evaluation）」までやって来た。分析から設計・開発、そして実施まで、院内外のさまざまな人々を巻き込みながら手間暇かけて進めてきた研修業務を、次の段階に生かす重要なプロセスである。ここでは、研修評価を今後の運営に生かす具体的な方法を紹介する。

● 研修評価の「活用法」を考える

　研修の評価については、第 9 章で先行して扱った。研修の設計に際しては、まずは目指すべきゴール（研修目標）を決めると同時に、そのゴールを達成したかが明確になるよう、評価の方法を決めておくことをお伝えした。

　そして、よく使われる評価モデルとして、カークパトリックの 4 段階評価モデルを紹介した（図表 2 -23）。4 つの観点（反応・学習・行動・成果）から研修評価を検討することで、多面的な評価を示すことができる。実際には、評価の工数をどれだけかけられるかも勘案しながら、評価の方法を決めていくといい、と説明した。

　ここでは、評価の目的を今一度振り返りながら、今後の改善を図るための評価の活用法をまとめてみたい。

　研修を評価する第 1 の目的は、研修で目指すゴールが達成できたかを示すことである。その出来栄えが、図表 2 -23 の 4 段階評価で示した種々の観点から定量的・定性的に明らかになる。これらのデータを今後に生かすべく、次の用途で活用することができる。

（1）今後、研修を継続するか否かを判断する

（2）研修を継続する際の改善ポイントを明確にし、研修の質の向上を図る

図表2-23　カークパトリックの4段階評価モデル

	段 階	意 味	測定方法の例
4	成 果 (Results)	「成果達成度」研修は、組織の成果に貢献したか？	業績指標、医療の質に関わるデータの変化など。
3	行 動 (Behavior)	「行動変容度」受講者は研修後、学習事項を現場で活用したか？	スキルチェックリスト、フォローアップアンケート、個人インタビューなど。
2	学 習 (Learning)	「学習到達度」受講者は研修でどのような知識とスキルを身につけたか？	理解度確認テスト、研修後レポート、OSCE(*)など。
1	反 応 (Reaction)	「研修満足度」受講者は研修を受けてどのように反応したか？	受講者アンケートなど。

kirkpatrick 2006を元に筆者作成（図表2-8の再掲）
(*) Objective Structured Clinical Examination：臨床
能力評価試験

(3) 現場での研修活用を促進する
(4) 院内広報に使用し、今後の研修に対しての期待感を明確にする
　では、これら(1)～(4)について、活用の具体例を順に見ていこう。

 ## 研修の継続を判断する

　研修には、何らかの課題を解決する目的がある。その課題解決が、研修によって獲得できたかを確認する評価のことを「総括的評価(summative evaluation)」と呼ぶ。期待どおりの結果なら研修は継続、そうでなければ以降は要改善、もしくはその研修は中止され、他の手段で問題の解決を図っていくことになる。
　実際には、研修時のアンケートやテスト結果で一定以上の満足度・成績を上げているかを判断することになるが、研修は職員が現場で成果を上げるための一手段という観点に立てば、カークパトリックのレベル3、

図表2-24　フォローアップアンケート結果（抜粋）

研修		ソリューション（問題解決）	ファシリテーション（対話促進）	ネゴシエーション（交渉術）
選択式	活用割合	■…すでに活用している　　■…活用していない 【2017年度】25% / 75% 【2018年度】16% / 84%	【2017年度】46% / 54% 【2018年度】26% / 74%	【2017年度】29% / 71% 【2018年度】19% / 81%
自由記述	すでに活用している	■問題が起こった時に、その背景や問題の本質はどこにあるのかを考えるようになった。 ■同じ部署の主任と問題を共有しながら話し合い、共に行動することができた。 ■初めてこのような研修を受けましたが、自分でフォローアップの期間を決めて、定期的に行うことが必要だと思いました。	■経験年数の浅い人にも話を振ったり提案したりすることで、以前より活発にカンファレンスができるようになった気がします。 ■部内会議、カンファ内で話し合いの規模の大小に関わらず、無意味な集まりにならないよう、目的をもって話し合いに参加するようになりました。 ■病棟におけるカンファは、予定の時間内に終わることを心がけた。	■他職種との解釈のズレによる意見の食い違いがあったが、自分の考えが相手に正確に伝わっていないことを理解し正確な情報を伝え、合意に至ることができた。 ■日々の業務や、係活動において仕事を依頼する時に、一方的ではなく相手の置かれている状況や価値観を考えながら依頼するようになった。 ■自分のBATNA（＝妥結できる条件の範囲）を意識すると、余裕を持って交渉事に取り組むことができるようになった。
	活用していない	■実際に働いていると慌ただしく、研修内容を活用することを忘れてしまう。 ■自分がファシリテーターとしての立場となる、または活用できるような機会を得られていない。 ■研修以降、活用する機会がありません。報告会への参加が多いです。		

（図1-36を再掲）

「行動」に関する評価結果を示せるのが望ましい。

　例えば、当院では中堅職員向けのノンテクニカルスキル系の研修で、研修3カ月後の段階でフォローアップアンケートを図表2-24のように実施している。研修で学習した内容を職場で活用している割合が全体の70〜80％以上を目安とし、かつ活用内容の自由記述に具体性がおおむね見られていれば、来期も継続の判断をし、稟議をあげることにしてい

る（活用割合が下回った場合も、数値が下がった要因と改善の方向性が明確であれば、その旨を明記して誇る）。

　なお、当院では対象となる階層にいる職員がどの程度、当該研修を受講したかの割合もモニタリングしている。研修によっては、対象者数が多いために同内容で年2回開催しているものもあるが、受講済みの割合が増えてきたら年1回の開催、もしくは現行、外部に依頼している講師を内製にしての開催もあり得る。そのため、上記であげた受講者の充足率、あわせて現場におけるスキルの浸透度合いも逐次ヒアリングしながら、組織として今後の開催のあり方を考えることにしている。

研修の質の向上を図る

　研修改善のための情報を入手することを目的とする評価を「形成的評価（formative evaluation）」という。目標を明確にして設計した研修が、本番で必ずしもうまくいくとは限らない。研修実施時の良好点・課題点が明確になっていれば、その諸点を踏まえて改善し、もっと質の高い研修を以降に提供できることになる。そのために、改善のもととなる十分な情報を収集しよう。

　まずは、研修当日のアンケート。一般的には研修内容・講師・テキスト等の教材・学習環境・事務局等についての満足度を問うていると思う。まずは各項目について集計し、選択式設問の「外れ値」（例：各設問とも5段階で平均4以上のところ、学習環境だけは3および2が多かった）や想定される理由、自由記述において特徴的な記述を明確にしておく。そのうえで、事後に聞ける範囲でアンケート回答の気になる点をヒアリングすると、運営上の課題が明確になる。研修スタッフが研修本番時に記した観察記録も、研修見直しには有用なデータである。このようにして明確になった改善点を項目ごとに整理し、備忘録として言語化するまでを検証の締めくくりとしておく。

　ここまでまとめておくと、来期の研修準備がスムーズに進められる

（第4章で扱った初任者研修は、受講者60人に対し十数人の事務局スタッフがいたため、「観察メモ」として共通フォーマットを作成し、各自、研修観察の記録をつけていた。研修後に集計すると、異なる視点により改善点が多面的に集約されたため、来期実施時の振り返りに非常に有用であった）。同様に、理解度テスト等、カークパトリックの「学習」に類する測定方法を実施した場合は各設問の難易度の確認とその要因分析、フォローアップアンケート等の「行動」に関する評価についても、学習内容に関する活用（不活用）の傾向が研修設計時の意図どおりかを分析して、来期の改善事項として備忘録に残しておくといい。

　講師から情報をヒアリングしておくことも重要である。講義の進行で気になった点や受講者への手応え、グループワーク等で気になった受講者等、研修本番の休憩時や研修終了後に聞けるといい。自身が聴講して感銘を受けたところや受講者が活気づいた場面をフィードバックしつつ、なるべく、研修の熱気が残っているうちに情報を仕入れておく。講師に時間の都合がある場合には後日、アンケートの集計結果をメールで送付しつつ、やりとりをするのもいいだろう。

● 研修の現場活用を促進する

　事務局として研修後に最も留意すべきは、「受けっぱなし」の防止である。受講者が研修でどんなに感銘を受けたとしても、いざ現場に戻ると業務中心の日常に戻り、そのままにしておくと研修内容は忘却の一途をたどる。

　この受けっぱなしを防ぐには、第10章で述べたように、部署ミーティング等の場で学習内容をメンバーと共有する時間を設けたり、学習内容が必要とされる実践場面を新たに用意したりと、現場（上司）の支援が不可欠である。

　並行して、研修事務局としては、研修から間が空かないうちにアンケート集計結果を受講者やその上司に配信したり、所属長の会議にて研

修内容の共有を図ったりして研修内容のリマインドに努めよう。

　事後のフォローアップアンケートを実施する場合は、受講者本人に活用状況を書かせるだけでなく、可能であれば上司もアンケートにコメントして、活用の客観性を担保するのも一法である。上司の負担感が大きいようであれば、研修活用の状況について、受講者から上司にヒアリングした内容を記入してもらってもよい。

研修結果を院内広報に活用する

　特定の階層の能力向上を意図して研修を開催した場合、次年度以降も開催となる場合が多い。だとすれば、前年に受講した職員の"知見"を次の受講者に生かさない手はない。研修で得た学びが具体的に現場でどのように活用できるのか、受講前にイメージがつかめていれば、研修に対する期待感が増し、研修本番の取り組み姿勢もがぜん変わってくるというものである。

　具体的には、研修当日や事後のフォローアップでのアンケート回答を、次年度の研修案内に「受講者の声」等として加えておくとよいだろう（アンケートには、その使用用途を明記しておく）。実施側が考えた研修の謳い文句とは比べものにならないほど、研修の魅力や事後の活用法を雄弁に語ってくれるだろう。

　このような評価結果の活用をもってADDIEのサイクルが1回転すれば、今度は来期の企画として、新たなA（Analysis：分析）の段階へと進むことになる。上記の検証結果やその時の組織の状況等を分析し、その後は設計、開発、実施、評価……と新たなADDIEのサイクルが回る。

　以上、第2部ではADDIEモデルに沿って筆者なりに研修設計のサイクルを概観し、研修の効果・効率・魅力を意図して上げていくための方法を、先人の知見や当院等の実践例を交えて紹介してきた。

　研修の設計や運営方法に完成形はなく、その時々によって人材育成上の課題は種々出てくるものなので、絶え間なくその内容を見直し、改善を図っていく動きは必要である。ただ、課題は変わっても一定の方法論に沿って研修を組み立て、実施し、効果測定を踏まえて改善を図ることによって、運営側の動きは担当者個人の経験値に頼ったものではなく、次の世代の担当者にも容易に引き継げる「組織としての改善プロセス」へと仕事の質が高まっていくはずである。

　自院の実情も踏まえつつ、できるところからオリジナルの研修設計プロセスを作り上げていただければ幸いである。筆者も人材開発部門の一人として、改善サイクルを回しながら、職員のさらなる成長を支援する存在でありたい。また、人材開発担当同士の情報交換によって各現場の知見が共有され、お互いに業務の質が底上げされることを願っている。

第3部
OJT・自己研鑽編
―部下との関わりの質を上げ、仕事の質を上げる―

第3部はOJTを中心に取り上げる。育成法としてよく知られている言葉「OJT」。その実は、指導者である上司の経験をもとに行われているケースが多いのではないだろうか。あらためてOJTの要点を踏まえていくことで、研修と同様、「経験・勘・度胸」から「方法論」を持って部下への関わりを上げていく一助にしていただければと思う。OJT各論を説明した後は現場実践者インタビュー、そして最後に、自己研鑽の一環として、主に学会発表について触れる。

第18章 OJTの特質を振り返る

　求人サイトや会社の人材育成の案内等に、「人財」という表現が出てきたのはいつのことだろうか。ヒト・モノ・カネ・情報の経営資源のうち、モノ・カネを扱うのはヒトであり、社員を財産のように大切にする、という意図でこの字が当てられるようになったと思われる。対する従来の「人材」は、職員をモノ扱いしているように捉えることの反省として、この「財」の字を当てていることもあるだろう。

　しかしながら、もともとの"材"の字で表す「人材」は、筆者としては、人が成長するうえでの本質をよく表している字だと思っている。「木」は適切な水・肥料・太陽を、適切なタイミングで与えれば、想定以上に成長することもある半面、放っておいたり、あるいは与えすぎたりすると、しおれてしまうこともある。このタイミングを見計らって、適切な働きかけを続けていくことの重要さは、まさに人の育成についても同じである。この働きかけにおいても、「経験・勘・度胸」から「方法論」を持って対応していくことの重要さをお伝えしたい。

OJTのメリット・デメリットを意識する

　さて、本章のテーマであるOJT（On the Job Training）とは、仕事を通じて（on the job）部下を指導・育成することである。職場内教育といえばOJTというくらい、日本の組織における伝統的な育成方法として一般にもよく知られた名称である。

　医療界においても、特に入職して間もない者への指導の中心はOJTを通じて行われる。しかしながら、看護の世界ではプリセプター制度に代表されるように、系統だった教育が長らく行われているのに対し、他の職種ではいわゆる「背中を見て覚える」状況がまだまだ幅を利かせている状況が見受けられる。

　そこで、まずはあらためて、OJT実施上のメリット、デメリットを整理してみよう（図表3-1）。まずは、OJTのメリットから説明する。
①研修に比べて、敷居を低く進められる

　これまでに説明してきたように、研修は、組織のニーズや対象者の分析から始まり、研修自体の目標設定、目標達成のためのストーリーであるプログラム内容と評価方法の決定、スケジュール設定、講師の選定や会場の確保、受講者およびその上司への広報、当日の運営、そしてアンケート集計とその分析……と、時間的・人的・金銭的な資源を多分に投入した手間暇のかかる一大業務である。

　これに対してOJTは、部下の職務に即して進められるため、研修に比べて上記ほどにコストをかける必要がなく、手軽に実施できる。

図表3-1　OJTのメリット・デメリット

メリット	デメリット
①研修に比べて、敷居を低く進められる ②職員の個性に応じて実施できる ③部下が上司の立ち居振る舞いをよく把握できる ④後進を育てていくうえでも、きめ細かい指導ができる	①短期的な指導が中心になりがち ②一度に少人数しか指導できない ③指導の質が、教える側の知識・経験に左右される ④上司・部下の間に信頼関係がないと形式的になりがち

また、複数の受講者に一斉に伝えるために一般的な説明が入りがちな研修とは違い、OJT は、まさにこれから取り組んでいく仕事に即した必要な知識やスキルを扱うため、部下としては目先の仕事ができるようになるイメージが湧き、モチベーション高く取り組むことができ、上司としても、指導後に部下にスムーズに仕事を進めてもらえる期待感を持ちやすい。

②職員の個性に応じて実施できる

　上記のように、研修は 1 対 n の形式で物事を伝える場面が多いため、個別指導の割合はどうしても少なくなる。これに対し OJT では、部下側の現状や個性を踏まえたうえで指導が行われる。上司は職場の日常の様子から、部下の得手・不得手や興味・関心をよく把握しているので、それらと業務上の重要度を考えながら、必要な物事を優先して伝えることができる。

③部下が上司の立ち居振る舞いをよく把握できる

　上司は普段から部下の様子を観察することに加え、OJT として部下に関わることで、一層、部下のものの考え方や仕事の進め方を把握できるようになる。そして逆に、上司の仕事の進め方も、部下はよく観察しているものである。この日常の観察を通じて、部下が得ることも多い。

　例えば、上司と他の職員や上席とのやりとり、そして電話対応の様子を見聞きしたりなど、職場での上司のあらゆる振る舞いは、部下にとっては格好の「教材」である。

　仕事に必要な知識はすべてが意識して教えられるものではなく、部下が意識して周りからつかみ取る（背中を見て覚える）ことの重要性は、昔も今も変わることはない。

④後進を育てていくうえでも、きめ細かい指導ができる

　新たに配属された新入職員に、これから仕事のイロハを身につけていく者への指導は上司として大切だが、既存の部下をさらに育て、自身の後進としての成長を支援することもまた、上司の重要な役割である。後継者たる部下には、しかるべき研修を受講させて必要な知識・スキルを

身につけてもらうことと併せて、時間をかけ、きめ細かく一挙手一投足の指導をしていくことが必要である。

　このように、OJT という教育手段によって享受できるメリットは多い半面、以下のようなデメリットも意識しておきたい。

①短期的な指導が中心になりがち

　まさに、これから進めるべき仕事に対応するための指導として、OJT は適している半面、ともすれば手順のみを伝えて後はお任せ……という関わりも、割とよく見受けられる。

　例えば、事務職の新人段階で任せられる仕事のひとつに会議議事録の作成があるが、「習うより慣れろ」とばかりに会議に同席させて、「議事をとるように」とだけ伝えて作業をさせたり、会議録の文字起こしを依頼していたりはしないだろうか？　任された部下としては一生懸命記録に残そうとはするだろうが、専門用語や会議テーマについての予備知識が事前にないと、せっかくの議事録作成もただの作業になってしまう。初めてこの仕事を任せる際は、その会議の目的や構成メンバー、会議で話題になる（あるいはなりそうな）事柄の説明、議事を残す場合のポイント（例：なぜ、今までの議事録はこの体裁で作成してきたか？）等を一通り説明してから実践に移してもらうことがよいと考える。

　仕事を任せる初期段階で手間暇をかけられるかどうかが、以降、教えた業務が"作業"になるか"仕事"になるかの分かれ目である。部下が、任された仕事の意味（それは何か？）と意義（なぜ大事か？）をセットで理解できていると、のちのち今の進め方でいいのか？　を自問自答できるようになり、実際に改善を図って、もっと効果・効率のある仕事へと高めていくことだろう。

②一度に少人数しか指導できない

　同時に複数の部下が配属された際、同じ業務を担当してもらう場合でも、一般的な説明をしたのちは、個別のきめ細かい対応が必要である。

　一度に同じ説明をしても、実際にやらせてみると、その理解の程度や

違いがよくわかる。彼らがその仕事ができるようになることがゴールであるため、任せられる水準になるまでは、指導する側はおのおのの部下にしっかりと関わり、その出来栄えを確認することが必要である。上司としては、自身の業務の相応の割合を費やすことになる長丁場の覚悟が必要になる。

③指導の質が、教える側の知識・経験に左右される

　同じ職場で長らく仕事をしてきた同士であっても、身についてきた知識・スキルや経験はお互いかなり違うために、部下指導においても教える側の経験差は如実に反映される。その影響の多くはまさに、「上司」からの指導によって培われてきたものが大きい。自身が上司から受けてきた指導スタイルを、無意識のうちに部下に対しても取りがちである。指導は再生産されるのである。

　自身が指導する側に回ったときには、いったん、今まで教わる側として指導を受けてきた経験を棚卸ししてみるといい。特に、かつて自分が教わった際に不安・不満に思っていたことはできる限り書き出すなどして言語化しておき、その違和感を部下に対して繰り返さないようにしておきたい。さらに大事なことは、教える目的を明確にしたうえで、教える方法について体系的な知識を持っておくことである。

④上司・部下の間に信頼関係がないと形式的になりがち

　「教える・教わる関係」となる大前提として、両者には信頼関係が必要である。日頃の人間関係の良好さが、仕事の質に大きく影響する。

　上司は、普段から話しやすい雰囲気があるだろうか？　周りの人に対しての接し方はどうか？　など、上司が思っていることではなく、部下にどのように見えているかで上司の印象が形成されていく。そして、その印象の蓄積が、部下指導の場やその後の効果に少なからず反映される。

　信頼関係がないと、上司側がいかに熱心に指導をしても、部下は素直に話を聞けなくなる。その結果、指導内容を十分に理解していなかったり、作業手順だけが頭に残り、その後も業務の質の向上につなげていこ

うという意識を持ちにくくなる。上司の普段の立ち居振る舞いは、部下に対面しているとき以外でも「にじみ出ている」ものなので、折に触れて自身を客観視できる機会が持てるとよい。

　なお、教わる側においても相応の「お作法」が必要である。上司は仕事のプロであっても、教えるプロではない。教わる側の姿勢としていかに謙虚さを出していけるかが、結果として部下自身も多くの学びが得られ、その後の仕事の質の向上につながっていく。教わる作法を、新人研修時等の早い段階で部下に伝えておけるといい。

 ## OJTの「方法論」を身につけよう

　以上であげたOJTのメリットを最大に生かし、デメリットを極力少なくするために、次章以降で具体策をお伝えする。第2部で紹介したADDIEモデルのように、OJTにおいても計画・実行・検証・改善の流れをくんだマネジメントサイクルを回していくことで、指導の質を向上していけるように説明していく。

第19章 日常業務を“価値ある経験”に高めるために

第18章では、メリット・デメリットを通じて、OJTの特質を振り返った。ここでは、部下が日常業務を“価値ある経験”に高めていけるよう「経験学習」という概念を紹介したうえで、OJT実施ポイントの全体像を、マネジメントサイクルであるPDCAの各段階に沿って説明していく。

「現場での学び」が9割

まず、現場を通じた学びの重要性をお伝えし、その後、経験学習の話題へと入っていきたい。

第1部の【実践例2】でも触れたように、人材開発の世界では、有名な「70：20：10」という比率がある。優れたマネジャーの行動を調査してきたアメリカのロミンガー社が、産業界の経営幹部を対象とした調査で「今までのキャリアの中で、自分の成長に有益だったことは何か？」と質問したところ、①実際の仕事と回答した者が7割、②上司・先輩との関わりが2割、そして③研修が1割だった。この比率からすると、実際の現場で起こる学びが影響した割合は①＋②で9割となり、現場から学ぶことの影響が圧倒的に大きいといえる。

経験学習で、日々の業務を価値ある経験に

さて、実際の職場行動を通じた試行錯誤が自身の成長において重要であることを説明したが、それでは、ただ経験する量が多ければよいのだろうか？ また、同じような経験をしていても、そこから学んで成長できる人とそうではない人がいるのはなぜだろうか？

図表3-2　経験学習サイクルの全体像

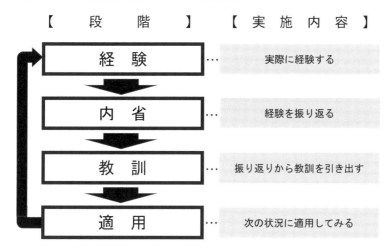

　ここで、アメリカの組織行動学者デイビット・コルブが提唱した「経験学習」の考え方を紹介しよう。経験学習とは、「仕事の経験をした後、その経験をきちんと振り返り、うまくいったこと、うまくいかなかったことを内省し、そこから教訓を導き出し、新しい仕事に適用することで深い学びを得る」ことである（松尾2015、p.18）。

　この経験学習を、「経験」「内省」「教訓」「適用」という4つの段階から詳しく見ていこう（図表3-2）。

（1）経　験

　実際に仕事経験を積んでいく段階である。この段階では、常に問題意識を持ちながら主体的に自ら考えて動き、結果を出していくことが重要である。逆にいうと、自分が確実にこなせるレベルの仕事を続けていたり、同じ種類の失敗を繰り返していたりすると、今後の成長は難しい。進めるのに創意工夫が必要だったり、再度の失敗をしないように工夫したりして結果を出し続けるストレッチした経験が、成長を促す源泉になってくれる。

（2）内　省

　経験をさまざまな視点から振り返る。内省の材料は自分の記憶だけでなく、上司・先輩・同僚、そして患者さんなど、複数の「他者」の視点からも得られる。また、業務日報や自身のメモなどの記録を振り返ってみるのも、内省が進むきっかけになる。

　多忙により振り返りができなかったり、失敗の原因を他者に置いたまま（他責）で次の経験に進んだりすると、同じことを繰り返す可能性が高い。振り返りの時間を確保し、かつ、自分が今後、行動を変えてみるとしたら何が必要か、と考える（自責）ことが大事である。

（3）教　訓

　振り返ったことが今後の経験に生かせるように、教訓を導き出す。自身の経験を上司や同僚と振り返る際に自分のアイデアを話してみたり、書籍やホームページ等を参考にしたりすることで、教訓を得るための引き出しを増やしておくといいだろう。

（4）適　用

　教訓を、次の状況に適用してやってみる。今までのやり方を脇に置いて新しい経験をしていく時は、少なからず勇気がいる。つい、以前のやり方を踏襲し続けていたり、検討が十分でないと石橋をたたいたりする気持ちも理解する。一方で、やってみないとわからないことも多いので、自身の経験を増やすチャンスと思って一歩を踏み出してみることが重要である。

　以上が、経験学習のサイクルを回していくためのポイントである。お気づきのように、仕事において部下が自力でこのサイクルを回していくのは難しい場面もある。そこで、適切な目標設定やフィードバック、そして次なる経験を提供して部下の成長を促していく等、上司の存在は大きく、かつ重要である。

OJTをPDCAサイクルに沿って行う

　上記で説明した経験学習のサイクルは、ビジネスでよく知られた PDCA サイクルに対応している。計画を立て（Plan）、実行し（Do）、その結果を検証し（Check）、改善につなげていき（Action）、そして新たな計画へ……というサイクルを経験学習サイクルに当てはめると、「経験」は Do、「内省」は Check、「教訓」は Action、「適用」は Plan に対応する（図表3-3）。

　上司は他の職務行動と同様、PDCA サイクルに沿って育成を進めることで、部下の成長を促しやすくなる。具体的には、上司が部下の育成計画を立て、進捗確認や相談受けをし、定期的な振り返りとフィードバックで部下の望ましい行動の強化や改善を促し……という一連の関わりを持つことで、部下は自身の経験からの学びを一層、深めることができる。

　では、今度は上司の側に立って、部下への具体的な関わり方を、PDCA サイクルに沿って見ていこう。

（1）Plan（計画）

　この段階では、部下育成を実施する際の基礎固めを行う。

図表3-3　経験学習の段階に応じた成長支援の全体像

経験学習ステップ	適　用　➡	経　験　➡	内　省　➡	教　訓
支援の段階	P（計画）	D（実行）	C（検証）	A（改善）
実際の支援例	・業務内容の整理 ・部下の特性の把握 ・育成目標設定（短期・中期） ・部下への目標説明 　　　　　　等	・仕事内容の説明 ・教える ・日常の声がけ ・話を聴く・訊く ・考えさせる ・トラブルの未然防止 ・メンバーとの連携 　　　　　　等	・定期的な面談の設定 ・良好点を伝える ・課題を考えさせる ・褒める／叱る 　　　　　　等	・教訓を引き出す ・教訓の活用支援 ・新たな仕事／役割を与える 　　　　　　等

松尾2015を元に筆者作成

まずは、部下の成長を信じるだけでなく、その思いを実際に部下に言葉で伝える。育成される側も、上司の期待を感じていれば頑張れるものである。そして、上司一人だけでなく部署メンバーの力を借り、いわば全員で部下を育てる体制を作り上げていくことが重要である。

　このような前提のもとで、部下の育成計画を立てていく。まずは部署のミッションや業務内容を整理し、併せて部下に関する情報を整理する。そのうえで育成目標を設定する。3カ月後や半年後、1年後……と段階を追って、かつ、部下自身が「少し背伸び」をすれば達成できる内容で設定する。そして、部下に目標を説明する際には、なぜそれをやるのかの理由づけを明確にしておく。

（2）Do（実行）

　立案した育成計画に沿って、部下指導を実践していく。業務の緊急度／優先度と部下の様子を考慮して、少しずつ仕事を任せていく。仕事を任せたら、折を見て声掛けを行う。声掛けを意識していると、部下の困り事やトラブルを未然に防ぐことができる。また、部下にとっても、上司に気にかけてもらえることで安心感が生まれる効果もある。

　部下から質問が出てきた際、考えさせたい場面では、上司側の"答え"が出かかっていてもぐっとこらえ、まずは部下の話を聴きとおすように心掛ける。さらには、部下の状況は部内メンバーに周知し、部署として部下を支える体制を続けていく。

　任せる仕事が増えてくると、その分だけトラブルの度合いも増すものである。トラブルが発生したら、火種が小さいうちに対処できるようにしたい。そのためには、普段から部下が話しやすい状況を作ること。話を引き出しながら、基本は部下が自らトラブルに立ち向かえる状況へといざなうこと。とはいえ、状況に応じて上司の支援の度合いを増やすなど、臨機応変に対処することが重要である。さらには、上司だけでなく部員全員が部下のことを気にかけ、メンバーが折に触れてサポートできる状態を作っておきたい。

（3）Check（検証）

　定期的、もしくは必要に応じて部下と面談し、当初の計画に照らして実際の行動を振り返る機会を作る。まずは、普段の頑張りをねぎらったうえで状況を聴き、時折問いかけつつ、可能な限り部下のほうから教訓が出せるようにしていく。そのうえで、必要に応じて助言を行う。

　面談や日常業務では折に触れ、褒める／叱る場面が発生する。褒める際は何がよかったのかを具体的に、部下の腑に落ちるように伝える。叱る際は感情的になるのを抑え、事実に基づいて簡潔に伝える。

（4）Action（改善）

　面談や日常業務を利用したフィードバックによって部下なりに導いた「教訓」を、今後に応用して使える状態を目指す。部下自身の言葉で教訓を言ってもらったり、文章や図表を通じて上司から伝えたり、または部下自身に作成してもらったりすることで、今後に生かせるように上司としても支援する。そして、その教訓が生きる次の仕事を用意することも上司の大事な役割である。

　以上が、経験学習を念頭に置いた、部下の成長支援の全体像である。OJT において（1）～（4）に掲げた取り組みを意識して継続することは、部下の成長を促すだけでなく、指導者である自分のマネジメント能力の向上にもつながる。本来の自身の仕事のほかに負担が増えた……と感じる者も少なからずいると思うが、部下以上に自分が成長する機会を得たと心得て、育成を進めていきたいものである。

　以上、職場の実地経験から学ぶことの重要性を示した後、経験学習のサイクルをもとに、部下の日常が「価値ある経験」として高まっていくメカニズム、そして、部下育成における上司の関わり方を PDCA サイクルに沿って概観した。以降、この上司による育成の PDCA サイクルを深掘りし、さらに具体的な OJT の関わり方を紹介していく。

第20章 計画に必要な「自分・相手・仕事・周囲」の視点

　前章では「経験学習」を土台にして、OJT の全体像を PDCA サイクルに沿って説明した。ここからは、OJT の"準備"について説明する。さまざまな情報を整理したうえで、新人が確実に成長していくためのステップを明確に示しておきたい。新人にとって、社会人・医療人・組織人としてのスタートにふさわしいキックオフであってほしい。

● OJT の対象は新人？

　ここから、OJT 実務の各論を説明する。前節で提示した PDCA サイクルに沿った学習支援にのっとって、まずは P（計画）から、特にOJT の準備段階におけるポイントを説明したい。

　なお、OJT というと新卒新人を対象に語られることが多いが、OJTとは「上司が部下の職務に必要な能力（知識・技能および態度）の向上・改善を目的として、仕事を通じて行う計画的・合目的的・継続的かつ組織的な教育活動」である（桐村 2005、p.42）。そのため、対象は新卒新人に限らない。中途採用で入職した職員や他部署から異動してきた職員、そして、同じ部署に長くいる職員でも、逐一教える頻度こそ減るものの、必ず経験や職位に応じた成長課題があり、指導すべき側面が存在する。

　そこで、以降の説明は、新卒新人に関わるケースを中心としつつも、適宜、他の OJT 対象者のケースにも触れていく。また、仕事を教える・教えられる関係が上司・部下の場合もあれば先輩・後輩の場合もあるが、以降では便宜上、この関係性を上司・部下と表記することにする。

OJT 準備における「4つの視点」

　さて、あなたが上司から OJT の指導者を任せられた場合、何から準備を始めるだろうか？　今回は、(1) 自分、(2) 相手、(3) 仕事、(4) 周囲の視点で準備すべき内容を整理してみた。順に説明する。

（1）自　分

　まず、OJT 指導者を任されたということは、自分自身が新人の「お手本」として任命されたことになる。つまり、仕事の仕方を順次教えていく様子だけでなく、周囲への関わり方、声掛けの仕方等、普段の自分の立ち居振る舞いすべてが新人にとっては「お手本」となる、と認識したほうがいい。自分が教えたと思っていること以外も、知らず知らずのうちに新人は「教わっている」のである。

　そこで、上司や部署の同僚等、聞ける範囲の方々に対し、自分が周囲からどう見られているのか、率直に教えてくれる機会が得られるのなら、その機会は十分に生かしたほうがいい。自分が周囲に対して好印象を与えている点や、逆にやり取りをして気になる点等を、「これから新人の OJT を担当するので……」と切り出して聞いてみるといい。ただ、聞かれたほうも言いづらいかもしれないので、「ひとつだけ変えたほうがいいところがあるとしたら？」など、こちらからの問いかけにひと工夫は必要である。このようなフィードバックの申し出によって、複数人から同じことを言われたら、それは明らかに自分の「強み」あるいは「課題」だと思ったほうがいい。

　通常、仕事をしている際はこのような会話はまずしないだろうし、内容によっては、伝える側に多少の勇気が必要なこともあるだろう。「言いにくいこと」を伝えてくれた相手ほど、十分な感謝の念を伝えたいものである。

　このように自分を客観視することの重要性は、第1部・実践例1の新任管理職者研修の事例紹介でも扱った。経験を積めば積むほど、自分の

立ち居振る舞いについては周囲からのフィードバックが得られにくくなる。それだけに、新たな役割を得た時は、自身を振り返るチャンスでもある。

　上記のように周りの人に聴ける環境があれば一番いいが、巷にはストレングスファインダーのような自分を客観視できるツールが種々あるため、それらを利用して自分の「強み」と「課題」を明確にしておくのも一法である。

　また、かつて自身が"教わる側"だった際に感じていたことも、このタイミングで可能な限り思い出しておくとよい。OJT を受けて特に助かったことやその時の上司の対応、逆にこうしてほしかったと思う事項を、可能な限り書き出しておくとよい。

（2）相　手

　自分を振り返ることと併せて、OJT の対象となる新人の周辺情報も可能な限り収集しておきたい。特に新卒新人の場合、入職後に受講してきた研修の内容を把握しておこう。新人研修を通じて自院の特徴や院内ルール、接遇マナーの類いを中心に学習している場合が多いが、現場の指導者が考えるべきは、研修での学習内容をいかに現場実践につなげていくかである。

　OJT 実施時に、新人研修で学習済みの事項に課題感があれば今一度、復習を兼ねて研修内容を振り返らせる必要があるし、研修で扱っていない事項は、あらためて OJT の一環として教えておくこともあると思う。

　また万一、全体向け研修での学習事項と現場実態に乖離があった場合は OJT 時に"修正"し、人材開発担当にその旨を伝えておくと、以降の研修改善にも貢献できる。研修と OJT の内容が連動していることは、新人にとっても少なからず安心感につながる。

　中途採用の新人であれば、前職の病院（や企業）でどのような仕事経験を積んできたのか、人事担当や上長を通じてわかる範囲で事前に把握できるとよい。異動してきた職員についても、前部署の上司から仕事の

取り組み姿勢においての良好点や課題、本人の関心事など、前もってヒアリングしておくと以降の指導に生かしやすい。

（3）仕　事

　OJT 計画を立案するうえで、事前に入手しておくとよい仕事関連の情報は次のとおりである。
- ・病院および部署の今期の重点方針
- ・部署としてのローテーションの方針
- ・部署内の職務分担表
- ・現場で使用する手順書・チェックリスト類
- ・院内、部署内の年間教育計画
- ・病院として各職責に求める到達基準
- ・前期の個人目標の達成度や行動評価の内容　　等

　これらの情報から、OJT 対象者の中期的な成長イメージ（例：3 年後にほぼ独力で担当できていてほしい仕事範囲や、○○担当等の任せたい役割）を描き、向こう 1 年間で任せたい仕事内容と任せていく順番を可能な限り明確にしておく。

（4）周　囲

　前述のとおり、OJT を担当する職員は、新人の「お手本」たる存在として任命されているので、自身の担当として任されている仕事もそれなりに質量があり、多忙な毎日を送っていると思う。また、総務系の部署等であれば、複数の担当業務をそれぞれのメンバーから引き継いで教わることもあるため、新人の指導においては周囲の協力が不可欠になってくる。

　そこで、①指導者自身が多忙な際は、代わりに快く新人の相談に乗ってほしいこと、②新人の様子や指導者の関わり方で気になる点が見えたら遠慮なく指導者に伝えてほしいこと、そして、③指導者としても新人に関して共有すべき情報は随時伝えること等を、ミーティングを通じて

あらためてメンバーに伝えておくのがいいだろう。新人育成を指導者だけの仕事にせず、「新人を"部署で"育てていく」ことを通じて、風通しのよい風土にしていくきっかけにもなる。

● OJTのキックオフ面談

　以上のような準備を行ったうえで、これからのOJTの全体像を示す「キックオフ面談」を新人と組むといいだろう。話題としては、OJTの目的・相手に求めること・業務の習得手順・支援の方法が共有できるとよい。

　具体的には、①まず、OJTの目的として、実際の仕事を通じてスキルアップを図り、私（OJT指導者）や部署メンバーがあなたの成長を支援したい旨を伝え、②新卒新人であれば、新人研修等で学習してきたことの共有（研修でよく理解できた内容と難しいと感じている内容は？等）、中途入職者であれば、自院に入職してみての印象等をやり取りし、その後は、③担当業務の内容（例：今期の部署の方針、何の仕事からスタートしてもらうか、向こう1年間でどの範囲の仕事まで担当予定か）、④OJT指導者とのコミュニケーション方法（例：質問がある時は指導者に随時聞いてもらって構わない、指導者の不在時は、同じ部署の○○さんに確認すること、日常業務の記録を求める際は日報・週報の提出方法等）、⑤その他、以降で予定している院内行事や研修について等が、おおよそ最初の面談で伝えることになるだろう。

　新人が気になっていることには随時答えたうえで、「まだまだ不安もあるだろうけれど、わかること・できることは徐々に増えてくるので一緒に乗り越えていこう！」と結ぶ。面談後の新人の顔つきが明るいようなら、ひとまず面談は成功である。

　なお、新卒新人や中途採用職員、異動者以外の既存メンバーに対しては、目標管理を実施しているとすれば、目標設定面談等の場を生かして前期の職務行動に関しての良好点と課題をあらためて伝え、今期もこれ

らの点を意識してさらなる経験を積んでほしい旨を伝えておくとよいだろう。

 ## 職員としての「基本行動」を定着させるために

　仕事の手順に関しては、部署ごとに業務手順のマニュアルやチェックリストが用意されていることが多い。しかしながら、どの部署にも共通する基本行動（コミュニケーション・仕事の段取り・報連相・医療安全上の注意等）について、身につける項目をリスト化しているところは少ない。

　新入職員の立ち居振る舞いは、OJT を担当した先輩に多くの影響を受ける。結果、バラつきが出てくることが多い。病院として最低限、身につけておきたい基本行動を「見える化」して各現場に提供できると、担当者任せだった新人の基本行動のバラつきを抑えることができる。入職間もない時点から基本行動については"標準"を示し、行動が定着するよう指導者が折に触れて働きかけていくことが重要である。

　"標準"の一例として、例えば図表3-4のような、新人に取ってほしい基本行動をまとめたシートを作成してはいかがだろうか？　こちらを参考に、人材開発担当がたたき台を作り、現場の所属長の意見を踏まえて加筆修正すると、自院なりの「基本行動リスト」が完成する。既存の「職場の身だしなみ基準」等と組み合わせて、自院なりの標準を確立させていただきたい。

図表3-4　基本行動シート

【職種共通】基本行動シート

入職1年目で部署共通に必要とされる職務要素の到達度合いを自己・他者で相互チェックし、確実な成長につなげる。
【自己／他者欄に記入する評点】3…独力でできる、2…指導のもとできる、1…不十分

部署		本人氏名		指導者氏名	

視点	確認要素	第1回（　／　）		第2回（　／　）		第3回（　／　）	
		自己	他者	自己	他者	自己	他者
役割理解	**当院において、自身の置かれている役割を理解している**						
	■自身の所属する部署（職種）の機能と役割を説明できる						
	■所属部署の指揮・命令系統を説明できる						
コミュニケーション	**所属部署内の職員および患者や家族等とのやり取りを、目的に応じて円滑に進められる**						
	■社会人かつ医療人にふさわしい身だしなみをしている（頭髪、化粧・顔、手、服装、足元）						
	■社会人として、「いつでも」「どこでも」「誰にでも」挨拶ができている（はい・いいえ、おはようございます・お待たせしました・お大事に、ありがとうございます、失礼します・少々お待ちください、すみません、よろしくお願いします　等）						
	■「いつでも」「どこでも」「誰にでも」笑顔で対応できている						
	■社会人として、相手に応じたふさわしい言葉づかいができる（敬語等）						
	■わかりやすい口頭説明ができている						
	■適切な電話対応ができている						
	■わかりやすい文書（電子カルテ・メール含む）での説明ができている						
	■指示されたことを復唱等、必要に応じて上長等に確認した上で、業務を進めている						
	■担当業務の終了、および進捗状況を上長に報告できる						
	■周知すべき事項に対し、関係者にもれなく必要な情報を連絡できる						
	■疑問が発生した際は自身で抱えこまず、上長等に相談した上で解決を図っている						
仕事の段取り	**チームとしての役割を理解した上で、その一員として適切に行動できている**						
	■担当業務が効率よく進むよう、工夫しながら業務を進められる						
	■複数の業務に対し、優先順位をつけて行動できている						
リスク管理	**医療安全・感染・個人情報漏えい等のリスクに対して適切に対処できる**						
	■医療安全研修での学習事項から、自身の業務に関係する箇所を説明できる						
	■インシデント／アクシデント発生時に、当事者として適切な行動をとることができる						
	■インシデント／アクシデント発生後に、出来事報告書を速やかに提出できる						
	■防災マニュアルの設置場所を把握し、消火器の場所、避難経路が説明できる						
	■部署で扱う個人情報がどれにあたるかを、理解している						
	■個人情報・プライバシーに配慮した行動ができている						
自己成長	**自発的な学習により、自身の業務の質の向上に常に務めている**						
	■日常業務上の疑問を放置せず、原則、その日のうちに解消することができる						
	■自身の学習課題を理解している						
	■部署の勉強会等、院内外の学習の機会に積極的に参加している						

■面談時メモ

	本人コメント	指導者コメント・指導事項
第1回		
第2回		
第3回		

大人の学びとストレッチ・エンジョイメント

第 20 章では OJT の各論として、計画を立てる際に留意すべき点を取り上げた。ここでは、OJT で指導者が踏まえておくべき「大人の学び」についての知見、そして、部下が経験から学んでいく際に重要な要素（ストレッチとエンジョイメント）を紹介する。

◯ OJT も「大人の学び」で進めよう

まず、OJT を実践するうえで覚えておきたいこととして、大人（社会人）の学びの特質について説明する。

学生時代までの学習の場合、その目的は各科目で所定の成績を修めること、つまり学習することそのものが目的であった。一方、社会人になってからの学びは、仕事ができるようになる、人生の課題を解決する等が目的になる。つまり、社会人の学習とは、何かを成し遂げるための手段、という位置づけである。

アメリカの成人教育学者マルカム・ノールズは、このような大人の特性を踏まえた学習（アンドラゴジー）を行うことを提唱し、学校での一斉講義方式に代表される子どもの学習（ペタゴジー）と明確に区別した。

具体的には、大人の学びでは、実務や実生活の課題を解決するために学習者自身の学習目的を明確にしたり、学習者がこれまでの人生で獲得してきた経験を活用して学習を促進できるようにしたり、社会的な役割に応じた学習機会を提供したり、学習者の興味・関心など内発的な動機付けに基づいた学習の場づくりをしたりすること等が重要である、とされている。

このようなアンドラゴジーの視点は、組織で研修を組み立てる際に踏まえておく知見のひとつではあるが、OJT に際しても重要な示唆を与

えてくれている。部下が自発的に学習すべきところを先回りして、つい教えすぎてはいないだろうか？　「次は何を教えてくれるのか」という受け身の姿勢を、こちらから作り出すことになってはいないだろうか？

　指導者は先生ではなく、あくまでも部下の主体性を引き出し支援する存在である。教えすぎることなく、彼らのこれまでの経験を生かしつつ、学習目的を明確にし、彼らに考えさせつつ、あくまでも自走することを支援する伴走者として、共に進む存在でありたい。

「経験から学ぶ力」の３要素

　ところで、同じような経験をしても、スタッフの成長度合いは一様ではない。順当に成長し、成果を上げている職員は何に留意して毎日の職場経験を積んでいるのだろうか？

　ここで、第19章で紹介した経験学習に関連して、ある知見を紹介しよう。経験学習の研究者である北海道大学教授の松尾睦先生が、病院を含む各業界で業績を上げているマネジャー等にインタビューした結果をまとめ、そのキーワードを、経験から学ぶための３要素として紹介している（松尾 2011）。

　配属先や割り当てられた職務、一緒に働く上司・同僚・後輩など、仕事の経験自体は自ら選ぶことができず、偶然で決まることが大半である。そして、この与えられた状況を、自身の成長につながる学習機会と捉えて活用できるかは、働く者自身の仕事に対する姿勢で決まる。この姿勢を３つのキーワードで表したのが、「ストレッチ・リフレクション・エンジョイメント」である（図表３-５）。

　新規の仕事に自ら取り組んでいくことにより、新しい知識・スキルを身につけ（ストレッチ）、仕事の区切り（例：１日、１週間、１年の終わり、プロジェクトの終了直後等）もしくは仕事の最中に、行ってきた内容や方法を振り返ることで今後につながる再発予防策を考えたり、新たな仕事の仕方や教訓を導き出したりし（リフレクション）、その仕事に

図表3-5　経験から学ぶ力の3要素

要素	説明
ストレッチ	問題意識を持って、新規性のある課題に取り組む
リフレクション	行為を振り返り、知識・スキルを身につけ修正する
エンジョイメント	仕事のやりがいや意義を見つける

松尾2011を元に筆者作成

おける意味や面白さを見いだしていく（エンジョイメント）。これら3つの姿勢が継続して発揮されることで、仕事の経験が自分の成長の糧になっていく、というわけである。

　そこで、この3つの姿勢は具体的にどのように行動すると発揮されるのか、そしてOJTの指導者としては、部下がこれらの要素を十分に発揮できるよう、どのように支援していけばいいのかを説明する。なお、ここではOJTの「計画・実施」段階を話題にしているため、3つのキーワードのうち、ストレッチとエンジョイメントの2つを取り上げる。リフレクションについては以降、OJTの「評価」の段階であらためて触れる。

 ## 「ストレッチ」をOJTに生かす

　第20章では、OJTの計画段階として指導者と部下とのキックオフ・ミーティングの概要を示したが、期初だけでなく、期中のさまざまなタイミングで、部下の現在の力量を超える仕事を任せていく場面があるだろう。

　いかにして、部下の仕事のストレッチが可能になるのか。まずは具体的なストレッチの方法をあげ、そのうえで、指導者としてどのようにストレッチを促していくかを説明する。

（1）ストレッチのための具体的行動

　自分が今持っている知識やスキルだけで回せる仕事を続けているだけ

では、そこで成長が足踏みしてしまう。問題意識を持って、新たな課題を見つけながら仕事を進めていくことが重要である。

　そのためには、今後の飛躍のためにも、まずやるべきは土台固めである。目の前にある仕事を、周囲から見ても十分任せられる！　と思われるほど、質・量・納期ともに確実にこなす経験を積み重ねていく。さらには、もっと効率よく、または相手の役に立つように、自分なりの創意工夫を凝らすことで、仕事の土台がさらに盤石なものになっていく。

　20代の時は特に、仕事の土台を作り上げる重要な時期である。松尾先生が企業等のマネジャーに行ったインタビュー調査でも、「20代のころは、地道な業務を積み重ねて挑戦のための土台を作り、30代前後に訪れる挑戦のチャンスを逃さないというパターン」が見られたという（松尾 2011、p.75）。

　そして、目の前の与えられた仕事を確実にこなしていくと、その姿勢や実績が周囲の目にとまり、信頼されてチャレンジングな仕事を任されるケースも多い。その仕事を任された場合に、以前培った仕事の土台が新たな仕事を進める際の後ろ盾となってくれる。ここで着実に実績を積み重ねれば、さらに周囲の信頼を得て、次なるチャレンジングな仕事を任せられる可能性が高まる。まさに、「頼まれごとは試されごと」である。

（2）指導者として、ストレッチを支援する

　では、指導者として、部下にストレッチを促していくには、どのような働きかけが必要だろうか。ポイントは、「適度に難しい目標」である。

　ストレッチとは、現状の知識・スキルのままでは達成することが難しい仕事に取り組むように働きかけることであるが、難易度の高すぎる目標では、部下は達成するイメージが持てず、自発的に取り組んでもらうレベルには至らないであろう。

　「懸命に手を伸ばせば届く」レベルのストレッチ、そして難易度によっては適度な指導者のサポートを入れることで、部下の過度な負担感

をなくし、やればできる感覚を持たせるようにしたい（なお、逆に遂行が難しそうなレベルの目標を部下から持ちかけられた場合は、いかに実現するのか、根拠を丁寧に聴いたうえで、妥当なレベル感を助言していくとよい）。

　さらに、ストレッチとして任せる仕事が部下の腑に落ちているかにも配慮したい。本人が将来目指したい姿、もしくは組織として目指してもらいたい姿を踏まえたうえでストレッチ目標について話すこと、そして、指導者として、「この仕事を通じて成長してほしい」という"思い"を言葉で伝えることが、ストレッチが奏功するコツだと考えている。

「エンジョイメント」を OJT に生かす

（1）エンジョイメントの具体的行動

　筆者が当院に転職した時のことである。採用面接の場で、「ゆくゆくは人事の領域で力を発揮したいが、医療界での仕事は初めてのため、最初は患者さんに近いところから経験を積んでいきたい」と病院側に伝えていた。その後入職が決まり、最初に配属されたのが医事課の患者サービス部門。要望が通ったことに安心したものの、「未収金回収」を担当すると聞き、驚きを隠せなかった。一度退院した患者さんがどれだけ支払いに応じてくれるだろうか、病院をよく知ったベテランの方が適任ではないか……など、当初は若干の不安を感じていた。とはいえ、その後、自分なりにこの仕事の意義を考えた。事務部門では数少ない、自分の動きで直接収益を上げられる（正確には回収なのだが）仕事と思い直すことにし、せっかく自分にしかできない貴重な機会を与えられたのだから、やるだけやってみようと腹をくくった。

　そこで、企業の債権回収に関する書籍を読みあさり、前職で未収金回収を手掛けていた先輩の医事課職員や他院の医事課の方等にアドバイスをもらったうえで、やるべきことを明確にし、順次工程に落とし込んで進めていった。その後、一担当の活動では限界があると考え、当時、医

事業務を委託していた会社と合同で定例未収金会議を行うことを提案し、組織的に未収金回収を進める体制を作った。当時考えられることは一通り、実行に移せたと思う。

　結果、相応の回収実績を出すことができ、協力を仰いだ院内各部署・各階層の方々とのつながりもでき、何よりも、病院という世界でやっていける！　という大きな自信になった。以降に従事した人事業務や現在の人材開発業務に大いに役立ったのは言うまでもない。このような新参者に裁量を与え、仕事を全面的にお任せいただいた当時の医事課長Kさんには感謝しきりである。

　以上、筆者の話で恐縮ではあるが、エンジョイメントを表す一事例として捉えていただきたい。エンジョイメントとは、仕事のやりがいや意義を見つけること。楽しい仕事をするというよりは、一見つまらない仕事からも、面白さや意義を見いだしていける姿勢である。この姿勢があると、仕事を進めるうえでの推進力がつき、自ら仕事をストレッチしていく起爆剤にもなる。

　あらためて、このエンジョイメントを感じられるようにするための具体的な方法は何だろうか？　王道は、筆者の例のように、その仕事の背景を考えたり、自分なりの意味づけをすること。何のためにこの仕事は存在するのか、自分がこの仕事から得られることは何かを考えてみる。特に現場だと、自分の仕事が、患者さんにどのようにつながるのかを考えてみるといいだろう。

　ほかには、目の前の仕事に没頭して、面白さを感じられる瞬間を待つこと。さらには、仕事はこういうものだと割り切って粛々と続けること。後になって、その意味や恩恵を感じることがある。筆者の仕事は新規で考えていく案件の割合が多いが、どのように実現するか、あまり悩むことがない。会社員時代、短期間に数多くの提案業務をこなし、当時は苦難の日々だったが、今、その恩恵を受けている感じである。まさに、経験に感謝である。

（2）指導者として、エンジョイメントを支援する

　部下が自ら楽しみを見いだして仕事をしているようなら、温かく見守っていればいいが、今担当しているのが単純作業でつまらない仕事のような認識をしているようなら、今の仕事の意味や今後にどうつながるかを質問し、そのうえで、指導者として自分だったらどのように意味づけをするか、示唆を与えてもいいだろう。

　もうひとつ大事なのは、指導者自身が楽しんで仕事をしている姿を見せることである。第20章で、指導者の立ち居振る舞いはすべて、新人には「お手本」になると述べた。難易度の高そうな仕事をこなしていても、平然と楽しそうにしている姿はそれだけでロールモデル（お手本）になり得るし、折に触れ、その秘訣（意味づけ）をタイミングよく部下に伝えられれば、自ら意味づけを考えるきっかけになるからである。

　「下足番を命じられたら、日本一の下足番になってみろ。そうしたら、誰も君を下足番にしておかぬ」とは、阪急阪神東宝グループの創業者小林一三氏の言葉である（下足番とは、かつての旅館等の玄関で、お客さんの靴の出し入れを担当する係のこと）。たとえ自分が満足しない仕事を与えられたとしても、持ち場でできることを一生懸命やり遂げることで、周りの信頼を得て、次の仕事を任せられる。エンジョイメントの大事さを後世に伝える、勇気をもらえる言葉ではないだろうか。

第22章 自立を促すための「足場かけ」

　ここまで、「大人の学び」としての特質、および部下が経験から学んでいく際の重要な要素であるストレッチとエンジョイメントについて説明した。ここでは、部下に一つひとつ教える段階から一人前へと成長していく過程で指導者が関わっていくうえでのポイントを、「足場かけ」というキーワードで説明する。ちょっとした工夫で、部下の自立を促していこう。

部下の自己効力感を上げるために

　「この職場でやっていける！」という気持ち、つまり自己効力感を部下に持ってもらうには、指導者として2つの側面を考える必要がある。与えられた仕事を首尾よくこなしていける！　という自信、そして、部署メンバー等、職場の人々に受け入れられている！　という実感である。

　はじめは手取り足取り教えられていた部下が、だんだんと1人で考え行動して成果を出せるようになり、さらには、自ら院内外の人脈をたどって関係者に相談を持ちかけ、大きな仕事を成し遂げていく存在へと成長していくのは指導者冥利に尽きるだろう。

　その状態を実現するために指導者が心掛けるべきは、部下の理解度に沿って仕事を教えることに加え、彼・彼女が周囲の協力を得られやすくするように、周りとの接点づくりを意識して日々接していくことである。

自立を促す5つの「足場かけ」

　さて、冒頭に述べた「足場かけ」とは、学習科学で用いられる概念であり、正式にはスキャフォルディング（scaffolding）という。原義は、建

設現場で使用される足場のことである。建物を建てる際は作業がしやすくなるよう、一時的に周りに足場をかけるが、完成後はその足場を外す。

　OJT のような仕事を教える場面においても、助けが必要な時は「足場」をかけておくが、不要になれば外す。いつまでも足場があると、教えを受ける側に依存心が出てしまい、教わることが当然に感じられてもいけないので、かけた足場は段階的に外していくことが重要である。

　部下が首尾よく仕事をこなせるだけでなく、周囲から受け入れられている状態を実現するためには、指導者として複数の足場かけのバリエーションを意識して活用できるようにしておきたい。ここでは、関根・林（2020）で紹介されたアイデアをもとに、筆者がアレンジした次の5種類の足場を紹介する。

(1)「4段階」に沿った指導、(2)「仕事の習慣」を作る対話、(3)「ちょっとした仕事」の活用、(4)「前提知識」の提供、(5)「新人の現況」を周知
　以下、順に説明しよう。

（1）「4段階」に沿った指導

　まずは「4段階職業指導法」という、「Show」「Tell」「Do」「Check」の4段階に沿った仕事の教え方をお伝えする。これは第1次世界大戦中のアメリカにおいて、急激に造船用の人材育成が必要になった際、訓練プログラム開発の責任者となったチャールズ・R・アレンによって開発された指導法である。現場において一定の手順を踏んで教えることで、作業に従事できる人材を以前より早く、かつ多数育成することにつながった（図表3-6）。

　この4つの段階順に、ポイントを説明しよう。
① Show（やって見せる）
　文字どおり、指導者が自らお手本となり、順を追ってやって見せる。
② Tell（説明する）
　指導者が実演した作業の目的やコツ、注意点等を説明していく。

図表3-6　4段階職業指導法

段　階	内　容
Show（やって見せる）	まずは指導者が、作業を順を追って実演する
Tell（説明する）	実演した作業の目的やコツ、注意点等を説明する
Do（やらせてみる）	実演した手順を、部下・後輩にやらせてみる
Check（確認・指導する）	部下・後輩の実演に対して、その出来栄えを伝える

③ Do（やらせてみる）

　手順をある程度実演し、説明したところで、部下にやらせてみる。

④ Check（確認・指導する）

　部下がやっている様子をよく観察したうえで、気になった点を伝えて修正を促す。仕事の内容によっては説明の後に実演したりするだろうが、最初のうちはこの4段階に沿って丁寧に教え、だんだんと関わりを減らしていくことで、本人の自立を促していきたい。

　なお、上記で特に教える側が留意すべきは、Tell（説明する）の段階であろう。以下、「教え足らずと教えすぎ」「実はわかっていない」の2点をあげておく。

　・「教え足らずと教えすぎ」

　　　普段、何気なく使っている専門用語は、新人にとっては理解の妨げになる時がある。反応を見ながら、日常語で説明を加えるといい。反対に、説明に熱が入るあまり、関連の話に及んだり説明自体が長すぎたりすると、聴き手は要点がわからなくなってしまう。まずは目の前の作業ができることを目的とした、手短な説明を心掛けよう。

　・「実はわかっていない」

　　　説明を終えた後で「わかりましたか？」と問いかけた際、「わかりました」という返答にも関わらず、やらせてみたらできなかったという経験はないだろうか？　指導者への遠慮から、多少不明点があっても「わかった」と言ってしまうことが往々にしてある。そこ

で、多少込み入った内容の説明をした場合は、適宜、その内容を新人に復唱してもらい、不明瞭な点は再度説明するといい。

　ところで、もう少し部下に考える余地のある仕事を任せる場合は、どのように足場をかけていくといいだろうか？

　まずは部下が仕事に着手する前に、どのように取り組んでいくのか、考えている手順を言わせてみる。聞いてみて問題なさそうであればそのまま仕事を任せ、若干詰め切れていない点、もしくは問題がありそうな点があれば適宜、助言を行う。

　また、仕事が一段落したところで、首尾よくいった原因を、こちらから確認するとよい。これは、うまくいった要因を部下自らが言葉にすることで、仕事の勘所が意識でき、以降に同種の仕事を進める際に有効な「足場」になってくれる。反対に、うまくいかなかったときにはその理由を明確にしておくことで、再発予防となる。

　筆者の実例をあげよう。部下が何かしらの資料を作成することになった場合、打ち合わせ時に方眼ノートか白紙数枚を用意する。資料を作る目的を共有したうえで、資料に盛り込む項目やレイアウトなどを、時には問いかけながら、説明しつつ白紙に書きつけていき、その紙を「設計図」として部下に渡し、"清書"に着手してもらう。

　最初から部下の試行錯誤で進めた場合、完成までに想定以上の時間がかかってしまう割には当初の期待とはかけ離れたアウトプットが出てきてしまうことも多い。往々にして部下は「壮大な」計画を立ててしまうものであるが、実はＡ４判１～２枚程度で済む内容だったりするものである。

　そこで、初めからこちらの期待を目に見える形で示しておくことで、以降の手戻りが少なくなり、教わった側も作業負荷が少なく、かつノウハウを吸収しやすいメリットがある。最初はこのような足場かけを続け、だんだんとこちら側の説明を必要最低限に絞っていくといいだろう。

　この方法、前職で筆者が先輩からアドバイスを受けたときによく使っ

ていた。紙とペンでできる、簡便ながら強力な方法だと思っている。外資系コンサルティング会社マッキンゼーで人材育成、採用マネジャーを務めた伊賀泰代さんの著書『生産性』によると、同社では、「アウトプットイメージを持つ」として、仕事の出来上がりイメージを最初に持つことを、新人のころから教わるようである。資料は大枠から作成するという基本は、どこの業界でも共通である。

（2）「仕事の習慣」を作る対話

　仕事を進める基本であるPDCAサイクルを部下に定着させるには、まずは1日の使い方を習慣づける必要がある。まず、始業時には、今日1日で何をしていくのか、部下に言わせてみて共有する。その段階でコメントがあれば手短に伝え、部下に意識させておく。

　そして終業時。今度は予定の仕事がどれだけ完了したかを、あらためて部下に言わせてみる。うまくいったこと、失敗したことを含めその場で共有できると早いうちに手当てができ、部下自身も1日の振り返りができる。特に、部下が配属間もない段階では、指導者から意識的に朝夕のやり取りを組み込むといいだろう。しばらくは上記の確認を続け、特段の課題点がなくなってきた段階で、頻度を減らして週の初めと終わり等にし、その後は自身で毎日の計画と振り返りが行える状態を目指してもらう旨を、新人には事前に話しておくとよい。

（3）「ちょっとした仕事」の活用

　部署の棚の整理・整頓、急ぎでない入力・集計作業等、部署の中で普段からやろうとは思っているものの、手つかずになってしまっている業務はないだろうか？　このような手つかずの、ちょっとした仕事を新人に手がけてもらうのもOJTを促進する手段のひとつである。

　新人が配属されて間もない時期には、まだ1人で任せられる仕事は少ない。指導者の自分も忙しさで関わる時間が取れなくなると、手持無沙汰の状態が続いてしまうので注意が必要である。

　このような時は、周りの部署メンバーの力を借りるいいチャンスである。普段から上記のような、ちょっとした仕事をリストアップしてもらい、新人の手が空いたときにさっと依頼できる状態にしておくと、新人にとっては手持無沙汰な時間が減り、仕事を抱えていたメンバーにとっては、長年の懸案だった（？）仕事が片付く。さらには、指導者以外の部署メンバーと新人が、このちょっとした仕事を通じてやり取りすることで、相談できる関係性を作る一助にもなるので"一石三鳥"といえる。ただ、本来は新人が担うべき仕事を極力用意しておくのが前提である。

　なお、場合によっては新人からメンバーが教わる機会もあるだろう。現代の新人世代は、物心がついたときには周りを ICT 機器に囲まれていた、いわばデジタル・ネイティブである。PC 操作など、メンバーが四苦八苦しているときに新人が助言、もしくは仕事を肩代わりできる可能性もある。

　事業環境の変化が早い昨今、年長者が必ずしも「答え」を持っているとは限らない時代になってきた。そこで、普段の雑談等から新人の興味・関心や学生時代にやってきたこと等をヒアリングしておき、機を見て得意そうな仕事が発生した際に水を向けてみるといいだろう。

（4）「前提知識」の提供

　業務に直接関わる事項は、OJT として都度教わっていくことが多い一方で、その部署の仕事の背景となる体系的な知識があれば事前に示し、早い段階で習得してもらうといいだろう。

　例えば、人事部門に配属された場合、どの仕事を担当する際にも労働法、とりわけ労働基準法の体系的な理解は必須である。経理部門だと、会計のルールに関する体系的理解は必須と考える。このような、部署業務のバックボーンとなる知識は外部セミナー等を早い段階で受講させ、「受けっぱなし」とならないようにレポートを提出させるか、部署ミーティングで概要と所感を報告してもらうことで知識の定着を促すといい。

ちなみに、当院の事務総合職は4月の新人研修終了後、各部署に配属されてOJTを受ける一方で、ある団体主催の医師事務作業補助者コース（通信講座）を受講してもらっている。医療とその周辺領域の基本知識を早い段階で理解してもらう一手段として数年来実施しているが、「あなたの病院の個人情報保護体制を説明せよ」等、各現場の状況を確認させる趣旨の課題が組み込まれているため、新人が他部署の担当者のところに自ら赴き、会話をするきっかけとしても活用している。

　また、新人を部署ミーティングや会議に同席させる場合、事前・事後で配慮の必要な時がある。初めての会議であればその目的、およびどんなことが話題になりそうかを事前に説明しておく。そして事後には会議での不明点を聞き出し、できる限り説明しておこう。慣れてきたら「次回は〇〇が主なテーマになるので、ネット等で調べておいて」と水を向けておくのもいい。内容理解が進めば、会議への参画意識も増してくる。

（5）「新人の現況」を周知

　部署のミーティングが組まれた際には指導者から話を振ったり、報告すべきことを会議前に指示しておいたりと、なるべく新人に話す機会を与えるといい。具体的には、新人の受けてきた研修や参加したイベント、新たに任せた仕事が一段落した時の所感などを話してもらうといいだろう。新人にとっては自分を知ってもらういい機会になるし、スタッフにとっては新人の様子や問題意識のありかを共有するいい機会となる。

● 「足場かけ」のノウハウを、組織の財産に

　以上、5つの側面から、部下の自立を促す「足場かけ」を紹介した。自分の部下にはどのような足場をかけられるか、イメージしながら指導に当たってほしい。さらには、足場かけの事例を部署の財産として後学が共有できるようにし、「この部署で新人時代を過ごせてよかった」と思ってもらえる後輩が増えるよう、切に願っている。

第23章　**部下の成長段階に沿って支援する**

　前章では「足場かけ」というキーワードで、部下の自立を促すための働きかけの事例を紹介した。ここではその続編として、職員の成長段階ごとに必要な、上司からの働きかけの具体例を説明する。

成長段階に応じて「計画的に」働きかける

　前章では「足場かけ」として、部下に対する汎用性の高い働きかけを紹介した。ただ、どちらかというと、新卒新人もしくは比較的若手の職員に適した方法が多かったと思う。

　部署メンバーの育成責任を担う管理職としては、さまざまな個性・経験を持つ部下の属性に応じて、さまざまに育成の仕方を工夫されていることだろう。一方で、仕事の経験年数で見てみると、年代ごとに成長課題には傾向がある。

　第2章で、職員の成長ステップを示した（図表3-7）。職員が仕事の

図表3-7　職員の成長ステップの一例

階層 (役職例)	一般スタッフ (非役職者)				中堅層 (主任・係長)	管理職 (課長以上)
求める行動レベル	■学生から社会人・組織人としての心構えを身につける	■上司・先輩の助けを借りて、担当業務がこなせる	■ほぼ上司・先輩の助けなく、定形の担当業務がこなせる	■担当業務の改善や、他のスタッフのフォローができる	■部署内のグループを任せられ、業務改善や後輩指導を行う	■部署責任者として成果責任を持ち、部下指導にあたる
	自ら動く				人を動かす	

（図表1-4の再掲）

経験を積むにつれ、どの組織においても、おおよそこのような職務行動のレベルを職員に求めていると推察する。

第19章で紹介した70：20：10の法則のとおり、仕事の学びの9割は現場で起こる。その現場で部下が試行錯誤するためには、上司がいかに機会を作り、適切に働きかけるかが重要である。そこで、部下の成長ステップに応じた上司の関わり方を説明していこう。以降、新入職員、若手職員、そして管理職手前の中堅職員の順に説明していく。

 ## 新入職員 ―「仕事の基盤」と「人のつながり」を作るために―

新卒で入職してからおおよそ3年間は、社会人・医療人・組織人としての基礎を作りつつ、与えられた仕事を一からこなすことで、スタッフの一員としてやっていける！　という手応えを徐々につかんでいく段階である。

そして、1日・1週間・1カ月……の単位でPDCAサイクルにのっとった仕事の進め方を自分なりに「習慣」として確立させ、さらには、年代・職種の異なるスタッフや患者さん、家族等と関わりを持ち、自分の仕事を進めていくうえで特に関係する人々との関わり方・深め方の基礎を体得していく時期でもある。

このような新人の段階で、上司は特に何を意識して、関わっていくといいだろうか？　次の3点をあげてみた。

（1）「仕事の基盤」を作る支援をする

挨拶や言葉遣い、服装、報告・連絡・相談、そして時間の使い方等、職種・部署不問で必要となるこれらの仕事力は、「鉄は熱いうちに打て」の言葉どおり、新人の段階では特に型どおりにできているかに注目し、折に触れて働きかける。新人の仕事力の発揮に違和感を持った場合（例：やり取りがメールばかり）は、その理由を持って、タイミングよく、しかし短く指摘する。

（2）「人のつながり」を作る支援をする

　仕事を進めていくうえでは、新人といえども自ら進んで周囲との人間関係を作っていってほしい。ただ、最初のうちは年代も経験も上の者に話しかけていくのはハードルが高いため、まずは同じ部署でメンバーに声掛けができ、質問しやすい環境を上司から作り上げる。そして、部署ミーティングの際は新人に話を振り、今の仕事の様子や所感を話してもらい、業務の相談があったときは部署外の関係者を紹介し、新人本人が直接話すきっかけを増やす支援をしてあげるとよい。

（3）「成長のタネ」を伝える

　真面目な新人であればあるほど、自分は組織に貢献できているのか、気にしているものである（以前、筆者は「自分が本当に伸びているのか、わからないのです」と、ある新人に言われたことがある）。ここは、上司として彼・彼女への観察眼が試されるときでもある。

　「すでに○○はできているので安心している」「挨拶の声が明るいので、朝から気持ちよく仕事が始められる」「この前△△をやってくれて助かったと□□先生が感謝していた」等のグッドポイントを、タイミングを見て具体的に伝えよう。新人にとっては、「この職場でやっていける！」と思える貴重な声掛けである。

● 若手職員 —仕事をやりきり、「独り立ち」するために—

　社会人・医療人・組織人としての基盤ができ、仕事を進めていくうえでの習慣ができ、関係者と良好な関係を築いていけると一担当として認知されているので、以降はどれだけ仕事の幅を広げ、やりきっていけるかが問われる。人によっては異動を1度、2度と経験する者もいるだろう。これらの環境変化の機会を生かして、できる仕事の幅を広げてほしいものである。

　一方、一担当として経験が積み上がるにつれ、次の成長に向けての

「足踏み」が起こりがちである。役職者が見えてくる年代でもあるので、マンネリ化しないように、次なる成長課題を示すのが重要である。

　さて、上司として、「若手段階」の部下に有効な働きかけは何であろうか？

（1）仕事に「手応え」を感じさせる

　複数の病院から集まった若手事務職員を対象とした、とある研修の休み時間のこと。受講者の1人（5年目）が筆者に話してくれた一言が今も記憶に残っている。

　「私は、先輩の仕事の "おこぼれ" をもらっているんです」

　さらに聞いてみると、部署の主力業務は先輩方が担い、その補助業務を集めたものが彼女の仕事となっているようであった。そう話していたとき、彼女は明らかに物足りなさそうな顔をしていた。

　新人の時分から月日がたった今でも、レベル感の変わらない仕事を若手に任せ続けてはいないだろうか？　「仕事の報酬は仕事」という言葉を、筆者はさまざまな職場で出会った先輩方からよく聞かされてきた。たしかに、レベルアップした仕事を任せてもらえると、仕事を受ける側にしてみれば、職場で認められている！　と実感が持てるものである。

　そこで上司としては、長らく部下に任せている仕事に変化をつけ、さらなる力量と意欲の向上を図る必要がある。方向性としては2点。現状の仕事の進化を図る「職務充実」（例：担当業務がどの者でも扱えるようにマニュアル化を図る）、そして、仕事の幅を広げる「職務拡大」である（例：担当替え）。

（2）担当業務の「意味」を問う

先輩：「どうしてこの業務を進めているの？」

後輩：「うーん、よくわかりませんが、先輩からの引き継ぎでやっています」

　ある病院で新たな部署に異動した中堅職員が、その部署の後輩とのや

り取りを教えてくれた。仕事は、何かしらの"価値"をしかるべき人に提供する手段であるが、長らくその仕事が行われていくと、その価値は忘れ去られ、手順のみが引き継がれ、後任としては、内心どうしてこのように進めているか腑に落ちないまま進めている業務もあると思う。

　意義がよくわからないまま進めている業務は、実は改善の宝庫である。このような声を若手から聞いたら、「では、どのように進めるといいか？」をまずは考えさせてみよう。案が出てきたら、場合によっては改善のヒントを若干与えつつ、前向きに支援しよう。仕事を進める意義がわかり、しかも自分なりの創意工夫でより良い形に変えていくことができれば、仕事の水準はだんだんとレベルアップしていく。

（3）「自己点検」させ、新たなミッションを与える

　長らく同じ業務を担当していると、不測の事態も含め一通りの対応ができるようになる。その担当の第一人者として周囲から頼られる機会も多いだけに、「出来上がってしまった感」を持ちやすい時期でもある。そこで、彼・彼女らに対しては新たな成長課題がほしいところである。

　組織としての施策としては、人事異動により新たな経験の積み上げを促していくことはできるが、部署内でできることとしては担当替えや複数の部署と関わる機会を多く設けるなど、新たな仕事による成長を支援しておきたい。

　ただ、新たなミッションを託す前に、「自己点検」の機会を促しておこう。自分の仕事スタイルが確立しているだけに、時間をかけて「馬力」で仕事をしてしまっている者もいるだろう。自身の担当業務は何とかこなしているかもしれないが、新たな仕事をこなしていくにはおぼつかない可能性もある。そこで一度、面談等の場を設け、仕事の進め方を点検するように促すのも一法である。

中堅職員 ―「個人から組織へ」と、視点と行動を移していくために―

役職者手前、職位でいえば主任・係長の段階を、ここでは中堅職員と呼ぶことにしよう。

この段階にいる職員の課題を一言でいえば、仕事の視点と行動を「個人中心から組織中心」へと移行することだといえる。一担当として仕事をやりきる段階から、同じ部署のメンバーへ目配りを利かせ、今以上に部署の力を上げていくには何が必要か、と考えて動くことが求められている段階である。

中堅職員に対しての上司からの支援を、3点にまとめてみた。

（1）「2番手」としての自覚を促す

主任・係長というと、多くの部署ではいわば「2番手」としての役割を求められる。人事制度を導入している病院であれば、この職位では「所属長を補佐し……」等と役割定義がされていると思う。

上司である自分の後継者として成長してもらうためにも、この部下とは部署運営に関する事項を可能な範囲で共有し、折に触れ、意見を求めてみるといいだろう。上司である自分よりも部下との距離が近い分、若手の状況等から考えた新たな視点を得られることも多い。さらには、上司の自分が担当していた仕事の一部を任せていくのもいい。

（2）「後輩育成」の任を担わせる

上記の部署運営とも関連するが、指導者としての役割を、彼・彼女には積極的に任せてみよう。

まずは、各スタッフの成長期待を伝えたうえで、これまでに説明してきた「足場かけ」等の具体策を教えておき、その後は指導者としての実践報告を定期的に求め、必要に応じて軌道修正を指示する。指導者の経験を通じてスタッフの状況に応じて教えていくことの難しさ、そして、成長を支援することの面白さを体得してほしい。

（3）プレーヤーから「一皮むける」ように働きかける

　役職者に昇進したものの、その仕事内容は昇進前とさほど変わっていない場合がある。「役職者としての自覚を持って」と伝えても、実際に新たな役割を担っていないと役職者である自覚は持ちにくいであろう。前述した、上司が行う仕事を一部任せてみることのほかに、院内で部門横断のプロジェクト等が立ち上がったら、役職者としてマネジメント経験を積む格好の機会である。限られた期間で限られたヒト・モノ・カネ・情報の資源を、与えられた役割の中で試行錯誤して成果を出していく経験は積極的にすすめておきたい。

　主任・係長であると、自身でも担当業務を持つ場合が多いため、上記の新たな役割を任せると、今までの時間の使い方では到底こなしきれない事態が起こりがちである。ただ、ここは最初から助け舟を出すことは避け、自身でどのように時間の使い方を工夫していくのか、「問いかけ」を中心に接していくことを心掛けたい。

　中堅職員は、次なるステージである管理職が見えてくる段階である。組織として成果を出すよう「一皮むけた」体験を数多く積ませ、サポートしよう。

🔘 部下の「筏下り」と「山登り」に寄り添う

　ここでは職員の成長段階にはおおよその傾向があり、その成長のためには、その段階に沿った上司のサポートが必要であることを確認した。

　人と組織の研究機関、リクルートワークス研究所の初代所長を務めた大久保幸夫氏によると、仕事経験を積み重ねていく過程では、大きく「筏下り」と「山登り」の段階があるという。

　まずは新卒から20歳代までは、組織の方針に従い、与えられた機会を生かして何でも経験してみることが重要（筏下り）。そして、30歳代以降は培った能力と経験をもとに、自分は何ができるのか・やりたいのかを明確にし、そこに力を集中してさらなる経験を積み上げていくこと

（山登り）を提唱している（ちなみに、参考文献に掲げた同氏の『キャリアデザイン入門』全2巻は、職業生活における年代ごとのキャリア形成のイメージがつかめる良書である）。

　上司は部下のキャリアの水先案内人として、部下が日々の業務という「激流」を適切なタイミングで提供したり、登るべき「山」が明確になるよう成長への思いを引き出したりと、黒子として支援していける存在でありたい。

「リフレクション」で現場の学びの質を高める

前章では、職員の成長ステップに応じた上司からの支援の方法を説明した。ここでは、リフレクション、つまり業務の振り返りがテーマである。部下に振り返りを促すことで、以降の仕事の質が上がる。そのポイントを考えてみよう。

「日常の職場」で振り返る機会の必要性

新卒として入職した職員も、半年もすると配属時のぎこちなさはだいぶ取れ、自ら仕事をこなしていくことに自信がつき始めてきた様子が見えてくる。その一方で、「中だるみ」が起きやすい時期でもあり、特に新人配属が少ない部署では自分が順当に力をつけているのか、迷いが生じる者も出てくる。このような時に、自身の仕事のあり方・やり方を振り返る機会があると、自分の実践に手応えを感じ、さらなる課題を見つけて前進する自信がついてくる。

第5章で扱ったように、入職半年後や1年後にフォローアップ研修と称し、新入職員が経験を振り返る病院もある。ただ、日々の職場でも職員自身が普段の仕事をしっかり振り返り、次に生かす機会があれば、経験を積むたびに「学び」を得て成長できる確率が高まる。

そこで、OJT におけるPDCAサイクルの「C・A」、つまり検証・改善のしかたについて説明する。

「リフレクション」の意義と方法

第21章で、北海道大学教授の松尾睦先生が提唱する、経験から学ぶ力の3要素（ストレッチ・リフレクション・エンジョイメント）を紹介

図表3-8　経験から学ぶ力の3要素

要　素	説　明
ストレッチ	問題意識を持って、新規性のある課題に取り組む
リフレクション	行為を振り返り、知識・スキルを身につけ修正する
エンジョイメント	仕事のやりがいや意義を見つける

松尾2011を元に筆者作成（図表3-5の再掲）

した（図表3-8）。

　この要素のひとつ「リフレクション」とは、自身に起こった経験や手がけた行動に関して、その出来栄えを振り返ることである。リフレクションを行うことで、経験からより多くの教訓が引き出せる。さらには、行為の後で振り返ることにより、仕事で学んだ教訓を整理し、意識付けることができる。

　このような意義を持つリフレクションを仕事の中で進めていくには、2つの方法がある。ひとつは、部下自身がリフレクションの方法を心得て実践していく方法。もうひとつは、上司から部下にリフレクションを促していく方法である。

 ## リフレクションの方法①：部下自身で気づきを得る

　まずは、リフレクションを個人で行う際のポイントを説明する。松尾（2011）があげるアイデアをもとに、筆者なりに3点にまとめてみた。

（1）「考えながら」仕事をする

　担当している仕事の意味や背景に疑問を持ち、考えながら仕事をする。具体的には、指示を受けたり引き継いだりした仕事の効果・効率をより上げるにはどうすればよいか、自身なりに振り返り、考えながら仕事をしていくことである。

　ある若手事務職員の例である。定例会議の資料作成を前任者から引き継いだが、ある項目が診療科の単月数値のみの掲載であり、診療科の収益改善につながりづらいと感じていた。そこで、各科部長にヒアリング

を行い、当該の項目を各月の推移がわかる内容にする等変更を加え、頻度を上げて診療科にフィードバックするようにした。すると、改善に感謝する医師の声が届くようになってきたという。今までの仕事をひと工夫することで、業務の本質を押さえて現場に貢献することができ、部下自身も、前項で触れたエンジョイメント（仕事のやりがい）を新たに実感できた好例といえる。

　現場の定例業務は改善事項の宝庫であり、「変える・なくす」が十分にある。その業務・資料の目的は何か、そして現行業務が目的達成の手段になっているか ―― と自問する習慣を、特に若手のうちに身につけてもらいたい。

（2）うまくいった時こそ振り返る

　仕事を進めながら考えていくことに加え、仕事の成果が出たときも出なかったときも、その要因を振り返っておくことも必要である。

　ここで大事なのは、うまくいかなかったときの振り返り（反省）はよく行うと思うが、仕事が首尾よく進んだときでも、なぜうまくいったのかを言語化しておくとよい。なぜなら、うまくいった場合の要因は、自分の強みを生かした「勝ちパターン」であることが多いからである。

　自身のある思考・行動が仕事の成功をもたらしたとすれば、その勝ちパターンを意識することで、今後の仕事がうまくいく確率を高めることができる。

（3）周囲のフィードバックを取りに行く

　上記のようなリフレクションを自らに行って改善を図っていく一方で、上司・先輩・同僚等からフィードバックを受けることも有効である。自分の振る舞いを客観的に見ている彼・彼女らからは、自身だけでは気がつきにくいポイントが得られる可能性が高い。

　周囲からのフィードバックを取りに行く際に、留意する点が2つある。1つめは、周囲から適正なフィードバックが得られるかどうかは、

普段の関係性が大きく作用するということである。普段から良好な関係を保つことで、フィードバックを取りに行ったときでも、時間の許す限り心よく協力してくれる関係を目指したい。

　2つめは、「耳が痛いこと」を言われたときの対応である。言い訳や反論をしたくなることもあるだろうが、「ああ、自分はそのように見えているんだ」と、まずは言い訳をしないで素直に受け止めておこう。後々よい結果につながることが多い。いただいた意見は吟味し、今後の成長につながることを取り入れていくとよいだろう。

　せっかくの仕事経験を今後に生かすために、これらのリフレクションのコツを部下には伝えておこう。上記に関連する自身の経験があれば、それも交えて自然に伝えられるといいだろう。

● リフレクションの方法②：部下に気づきを与える

　続いて、上司からリフレクションを促す方法について説明する。

　上司からのリフレクションがなぜ大事か。期待行動として部下に指示したことが、実際にできているかどうかを認識してもらうには、上司からその「出来栄え」を伝えるコミュニケーションが別途必要である。さらに、目の前の仕事をこなすことで精いっぱいな部下が気づいていないことは、早めに軌道修正を図ることで必要以上の試行錯誤をなくし、そこで、客観的に部下自身の振る舞いがどのように見えるか、伝えるのが上司の役目のひとつだからである。

　部下に伝える場面としては、緊急性が高いことであれば"直ちに"伝えよう。何か不具合があった場合、伝えるのが長引けば長引くほど部下の記憶は薄れ、フィードバックの効果は低減していく。時機を逸することなく、手短に伝えることが有効だといえる。

　他方、一定期間の部下の職務行動に関しては、時間と場所を確保したうえでの面談方式でリフレクションを促す形式が多いだろう。その際、何に気をつけて進めればいいだろうか？

（1）面談準備

　普段、折に触れ準備しておいたほうがいいこととして部下の行動を記録しておくと、必要なタイミングが来た際に部下に課題を伝えやすい。自身の記憶頼みでいると、いざ話を進める際に内容がぼやけてしまい、伝える際の「迫力」に欠けてしまう。要所は記録で振り返るとよい。

　特に、面談時に取り上げたい事象は、図表3−9のように、要点をS・B・Iの3段階で整理してみてはいかがだろうか（中原2017）。

　ある事象（Situation＝状況）に対し、部下自身はどのように振る舞い（Behavior＝行動）、その結果、相手や周囲にどのような影響があったのか（Influence＝影響）を事実ベースで時系列に記録すると、状況の整理がしやすい。

　面談の際には、記録したエピソードの中から、部下の今後の成長に特に資する事例を厳選して取り上げるといい。

（2）面談時

　面談時は、SBI情報等をもとに話題を整理しておき、静かな部屋と話し合いに十分な時間を用意しておく。おおよそ次のような展開を想定しておくと話しやすい。

①普段の仕事状況を踏まえた「ねぎらい」

　アイスブレイクも兼ねて、日頃の観察の中から、部下本人が注力して

図表3−9　SBIシートの例

月　日	①Situation（状況）	②Behavior（行動）	③Influence（影響）
○/○（○）	・○○課の△△さんからの問い合わせ。明日までに臨時の□□会議の開催を関係者に広報してほしい旨の依頼だった。	・即時、関係者に向けて広報したが、キーパーソン■■さんへの連絡が抜けていた。	・当日、■■さんは他の予定を入れていたが、急きょお願いして会議に出席してもらい、■■さんには迷惑をかけてしまった。
：	：	：	：

中原（2017）を元に筆者作成

いることを軽く話題にしてみるとよい。面談というと少なからず（部下も上司も！）構えてしまうものだが、まずはリラックスした形で話を始めていきたい。

②良好点の伝達

部下に伝える順番として、まずは良好点を伝え、現時点の仕事の進め方で上司としても肯定・評価できる点を具体的に伝えていくのがよい。部下自身が何気なくやっていることでも、周囲にはよい影響をもたらしていることを伝えておくと、部下は自分の「強み」を客観的に認識し、以降の話も肯定的に聴いてくれるメリットがある。

③課題点の伝達

良好点の伝達をしたうえで、課題点を伝える。課題点を「できていない点・悪い点」と部下が捉えてしまうと（部下も内心、わかっていることが多いだけに）、上司の話を素直に聴けなくなったり言い訳が多くなったりと身構えてしまう。ここは、「さらに身につけてほしい点」「ここを直せばもっとよくなる点」として伝えていったほうが、面談としては生産的である。

部下が「次」を目指せる状態で面談を終了する状態を、面談のゴールにしたい。

 「実るほど　頭を垂れる　稲穂かな」

以上、部下に対するリフレクションを扱ってきた。自分が「あるべき背中」を見せているか、上司という立場としては折を見て振り返っておきたいところである。

第20章でも述べたとおり、上司の立ち居振る舞いを部下はよく見ている。周囲の意見を取り入れつつ、主張すべきことは主張し、前に進んでいく上司としての"生き様"が、部下の成長にも大きく影響すると考えている。筆者も常に振り返りを重ね、成長する存在でありたい。

第25章 現場実践者インタビュー ― 部下の自立を促す上司の関わり ―

　OJT について論じてきた締めくくりとして、現場実践者へのインタビューを通じて、部下育成のポイントをお伝えしていく。話し手は普段、人材開発支援室の兼務者として、筆者が共に仕事をしている山田紀昭氏である。院内全体の人材開発施策の推進と並行して、かつて在籍していた臨床工学部ではひとつのグループを任され、マネジメントを担っていた。その実践の様子と考えを、筆者が問いかける形で進めていった（インタビューは 2021 年 11 月 20 日 18 時～ 20 時、当院内で実施）。

Ｉ. インタビュー（前編）

> キーワード：ノンテクニカルスキル、コミュニケーション、個別性、問いかけ、
> 　　　　　　キャリアプラン、気づき

西川　今日は忙しいところ時間を作っていただき、ありがとうございます。いつもは一緒に院内教育を考える立場ですが、今日は、臨床工学部での山田さんの部下育成の取り組みをうかがいたいと思います。

山田　よろしくお願いします。お手柔らかに（笑）。

西川　まずは、臨床工学部の組織構成を教えてください。

山田　はい。臨床工学部には ME センター・ICU・手術室・IVR の 4 つのチームがあり、各チームに係長、主任、スタッフがいます。私の担当する ME センターは透析・機器管理・臨床の 3 領域を扱っていて、私のもとに 3 人の主任が配属されています（図表 3-10）。スタッフの教育については、基本は係長が各チームの教育を考えています。

■現場の部下教育に「理論」を生かす

西川　山田さんのチームでは、どんな人材が育ってほしいと考えていますか？

図表3-10　臨床工学部の組織体制

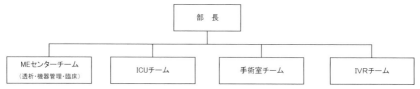

※各チームに係長1人、主任1～3人、スタッフ数人の体制。臨床工学部全体で28人

山田　まずは「自立した人」。部署の担当として、やるべきことを確実に進めつつ、自らの考えで改善や工夫をしながら仕事をしていく人です。そして「自分で勉強していける人」。臨床工学技士（以下、ME）としての自分の専門分野は特に、自分で積極的に機会を作りながら研鑽してもらいたいと思っています。

　あとは、主任にはノンテクニカルスキルを意識的に身につけてもらおうと思っていて、毎年、課題図書を渡しています。昨年度はアサーション、今年度はファシリテーションがテーマです。いきなり専門書はハードルが高いと思ったので、とっつきやすい『マンガでわかる○○』等を課題図書に指定しています。ノンテクニカルスキルの研修は院内でも実施していますが、こういうのを普段読んでいると興味が出て、進んで研修にも出席してくれます。

　そして、部署の個人面談の時間を使って、このノンテクニカルスキルの実践に関してざっくばらんにやり取りをしています。当院で実施している目標管理の一環で、年間で期初・中間・期末の3回、個人面談を組んでいますが、その面談の場を利用して、課題として示した内容をちゃんと心がけてやってきたか、どういう場面で使ったかという話をするようにしています。部下からも、こういうふうにしたほうがよかった、こういう事例でうまくいった、こういうときはどうしたらいいのか、みたいなことがいろいろとあがってきます。

　私が若手のころは、先輩の経験に基づいて、人とのコミュニケーションのとり方や物事の考え方を教えてもらったのですが、ありがたい半

面、やはり個人の経験だけでは偏るところがあるかなと感じていました。今は自分が指導する立場になったので、部下には自分の経験と併せてコミュニケーション上の理論やフレームワークなどを意識して伝えています。アサーションの考え方を軸に、多職種・他部署・部下等とのコミュニケーションを考えてもらったり、ファシリテーションの概念を通じて会議のあり方を議論していったりする感じですね。

■何気ない会話を、問題解決のきっかけに

西川　面談を、スキルアップの確認に活用しているのですね。普段から、部下とのコミュニケーションで心がけていることは？

山田　私はどちらかというと、積極的に部下とコミュニケーションをとるようにしているほうだと思います。日常の何気ない会話から、最近どう？　これに関してはどうなっている？　と声をかけることで進捗状況を把握するとともに、彼らが今持っている課題を抽出して適時アドバイスします。MEの専門領域に関することであれば、「その話、あの本に書いてなかった？」と投げかけて、まずは自分で文献に当たってもらっています。

西川　何気ない会話、大事ですよね。会話していて様子が変だと思って聞いてみたら、こういうことだったから、こんなことをアドバイスして、こう改善した、みたいなことはありますか？

山田　ありますね。何気ない話をしていると、向こうから問題点を話してくる。最初から何か問題を聞くわけではなくて、担当しているプロジェクトの進捗状況を何気なく聞いたりするんです。すると、聞いていくうちに、例えば職種横断のプロジェクトで、他部署のメンバーがなかなか会議に参加してくれないとか、必ず困っていることが出てくるわけです。

西川　そんなとき、どう答えるのですか？

山田　まずは、プロジェクトの会議当日までに、どんな準備をしているかを聞きます。例えば、ただ単にメールで「会議に来てください」と全員一斉にメールを送るだけか、送付のタイミングや頻度。人によっては

１回案内したし、各月の会議日は決まっているので、それをシフトの中に入れるのが常識じゃないかという人がいたりするわけです。

　ただやはり、その会議に対して価値観の違いや温度差もあり、「全員が全員、あなたと同じぐらい会議に価値を持っているわけじゃない。こちらから参加したくなるような会議にすべきでは？」などと言ったりしますね。多くのトラブルが価値観の違いだったりするので、私は第三者の立場で話を聞いて、「相手はこう思っていたりしないの？」と投げかけて、自分の立場を振り返ってもらう感じですかね。納得しない時もありますが……。

　問題の内容によっては部下だけではなく、相手方からも話を聞くようにしています。片方だけだと偏った情報になりがちで、実際のところ違うと思うところが結構あったので、なるべく双方から聞けるときは聞きます。

西川　上司の中にはわりとすぐに答え（解決策）を与えてしまう人がいますが、今聞いていると、まずは観察するというか、投げかけをもとに、部下がおのずと答えを出すようにしていると聞こえます。

山田　そうですね、なるべく部下に自分で答えを出すようにしてもらっています。また、主任に対しても、その下のメンバーたちに何か指導してもらう時は、そちらを推奨しています。臨床的なことに関しても、当事者間の関係性に関しても、まずは自分から気づいてもらえるようにしています。

　例えば、部下の A さん。知識が豊富だから、部署スタッフや看護師に対して教えたがりなのです。先日もそんなケースがあって、A さんには「全部教えていたのでは、相手はいつになっても学ぶことはしないよ。A さんがやっているのは『魚をあげている』ことだから、『魚の釣り方を教える』やり方に代えていかないと、いつまでたってもあなたの愚痴、『みんな勉強しない』って、それは直らないよ。勉強しないのはあなたのせいかもしれないよ」という話をしました。

■問いかけることにより、部下の個別性を生かす

西川　なるほど、魚より魚の釣り方ですね。ほかに指導上、意識していることはありますか？

山田　かなり部下の個別性を考えています。人の成長にはそれぞれの「段階」があると思っています。主任が３人いても、今の時期にできてほしいことは個別にあります。あとは彼らをよく見て、よく話をすることで、その人の強みと弱みがわかります。だからやはり、そこを見るように意識しています。

西川　強みを伸ばそうとするか、弱みを克服しようとするか、山田さんはどう考えていますか？

山田　仕事にはどちらの働きかけも必要ですが、弱みは人並みにするぐらいでいいと思います。弱みを得意にしようとは全く思いませんが、例えば 100 点満点中、現在が 20 点なら 40 点ぐらいにすればその弱みは目立たなくなるみたいな。

　例えば、ある人はスケジュール管理が弱かったりします。いろいろなプロジェクトが走る中で、提出物やこの日までに何かをするという、なかなか期限どおりにいかないタイプの人ですね。様子を見ていても時間ぎりぎりで生活していたりとか、事務から依頼された提出物も結構ギリギリだったりとか。でもそれって、そんなにすぐは直りません。それに関してただガミガミ言うのではなく、スケジュール管理はこんな方法でやってみたらとか、ちょっと早めにリマインドかけてあげるとか、そのときにちょこっと「本来は今のリマインドなくて出てくるのがいいんだけどね」みたいな話をする。それは時間はかかりますが、習慣づけなければ駄目なんです。

西川　ある程度は継続して言っていかなければならないこともあります。では強みというか、スタッフの可能性を引き出した例はありますか？

山田　先ほど話した目標管理の面談で、スタッフ本人のキャリアについても時間を使ってやり取りをしています。面談前に「キャリアプランシート」を別途記入してもらい、これからどんなことをやっていきたい

のか、何が得意だと思っているのか、どんなことにワクワクするのかなど、そういう仕事の楽しみを中心に聞いています。シートには「ワークとライフ」の欄を設けているので、仕事のほかに生活の部分で考えていることや趣味で一生懸命やっていることなど、プライベートに踏み込んだことも出てきます。

西川　このシートで出てきた内容をきっかけに、深掘りをしているのですね。

山田　はい。そこからいろいろ出てくるので、あとはアサインメント（仕事の割り振り）っていうんですかね、彼らが光りそうな、向いていそうな仕事やプロジェクトをやってもらうようにつなげていますね。その中でものすごく開花したかは、なかなか難しいですが……。

　ある部下は、ずっとICUや急性期を担当したいと言っていたのですが、キャリア面談の中で、今、自分のやるべきことは在宅や重心（注：重症心身障害児（者））の管理だと目覚めました。ICUの機器管理をやりながら、新生児・小児から成人、急性期から慢性期にかけて「人工呼吸器を線で見たい」と言っていました。当院に急性期志望で就職し、ICUや急性期のことばかりやってきたけれど、本当にあなたの頭にあったことは何なの？　と話を深掘りしていくと、特にICUがやりたいというわけではなくて、「MEとして、線で見るべきだ」と思っていたようです。

　「ICUって結構好きでやる人、いっぱいいるよね。じゃあ世の中で、急性期以外でMEとしてどれだけ関わっている人がいるの？」という話をしたら、そこに"穴"があったことに気づいたのでしょう。そこが今、自分が社会的にもやるべきことだと目覚めたみたいです。その部下は今、当院併設の重症心身障害児（者）施設や地域連携での在宅医療、転院搬送、在宅の医療機器などに関わっています。

西川　面白いですね。その気づきは本人にとっても病院にとっても成果ですね。

山田　そうなんですよ。その"線"というところがキーワードだったの

で、線になっていないところはどこなの？　を、もう一度振り返ってもらいました。かなりの時間がかかったのですが、こちらからいきなり答えを言うのではなく、自分から気づいてほしいですよね。

　先ほど個別性って言いましたが、人には変わるタイミングがあるのです。それは、上司である自分自身ではコントロールできません。ただ、きっかけ作りはしてもいいと思います。他者のモチベーションをコントロールするのはほとんど無理でしょう。あくまでも、これにモチベーションがあるかもしれないっていうのを、チラ見せするのが自分の役割だと思います。あとはいい仕事をアサインメントすることです。

【解説1】理論・問いかけ・タイミング

　山田氏は臨床工学技士として約20年のキャリアを持つ一方で、勤務の傍ら熊本大学大学院で教授システム学を専攻し、修士の学位を取得した。若手のころ、医療機器の保守・運用が先輩の経験をベースに行われ、人によって扱い方・教え方にバラつきがある現状に医療安全上のリスクを感じ、方法論をもって教えることに興味を持ったのが、大学院の門をたたいたきっかけである。

　彼の協力もあり、当院では経験・勘・度胸によらないインストラクショナルデザイン（ID）の方法論を適時援用して毎年の教育施策を進めているが、その、個々の経験頼みにしない姿勢が、現場指導にも生かされていることがインタビューからもわかる。アサーションやファシリテーション等、再現性のあるノンテクニカルスキルの概念を指導者自ら部下と共有することで、コミュニケーションの改善が図りやすくなり、主任がその下のスタッフにも伝えていくことで、部署内によい「学習の連鎖」ができている。

　さらには、部下を自立したスタッフに育てるべく、普段の観察や部下との会話から情報を随時収集したうえで、適時「投げかけ」をしているのも特徴的である。決して答えをすぐに与えるのではなく、まずは部下に自ら考えさせるやり取りを継続している点が、部下の自立促進に一役買っているといえる。

　禅の世界で「啐啄の機」という言葉がある。ひな鳥が卵からかえるときは、ひな鳥が卵の殻をつつくのと、親鳥が卵をくちばしでつつくタイミングが一致することが大事という。「人が変わるタイミングを上司はコントロールできない」と山田氏は話しているが、普段の観察により、部下が何かに気がつくタイミングを見逃さずに適切な働きかけができるかは、指導する側として肝に銘じておきたいところである。

Ⅱ. インタビュー（後編）

> キーワード：部下との距離感、目標設定、足場かけ・足場外し、イマドキの新人、
> 　　　　　OJTとOff-JT（研修）との連動

■部下を「つかず離れず」で支援する

西川　部下への関わり方の話を続けます。部下との直接対話をとても大事にしていますね。

山田　対話をどうつないでいくかは、すごくデリケートに考えています。普段の顔色や体調、声質、顔つき、暗い・明るいなど注意して見ています。そして、「調子が悪いの？」「飲みすぎた？」などとなるべく声をかけるようにしています。

西川　山田さんは、自分から部下に近づいていく人ですね。

山田　そうですね。自分からなるべく近づくようにはしています。ただ、近づきすぎないようにしています。行きすぎると、なれ合いや甘えが出てしまいますからね。やはり、なあなあになってはいけないので、あくまでも上司・先輩という立場から話しています。

西川　行きすぎないための工夫は？

山田　あまりダラダラと話をしないことです。話を切るタイミングがあると思うのです。そう考えると、対話って本当に難しい。感覚的にやっている気はするけれど、自分で気をつけているんでしょうね。

西川　そういえば、ある研修のときに部下のBさんが、「（こんなことをしたら）山田さんに怒られる」と言っていたことがあります。いい意味の畏れだと思うのですが。

山田　本当に嫌だったら上司の名前は出さないでしょう。ネタにされるぐらいだったらいいと思いますね。おそらく、厳しいところを指摘されるということなんですよ。

西川　自分では遠ざけておきたいと思っているところに、山田さんの言葉が当たるのでしょう。部下にはここぞという時に耳が痛いことを真摯にフィードバックしていくのも、上司としては必要ですね。

山田　ときにはそんな耳の痛いコメントも受け入れて仕事をしてくれる

メンバーは、本当にありがたい存在だと思っています。

■ "いい目標" を立てる

西川　通常業務のほかに、当院では目標管理の一環で各自が個人目標を立てて進めています。山田さんのチームで、目標管理の運用にあたって気をつけていることは？

山田　まずは本人の成長につながる、いい目標設定の支援に注力しています。いい仕事で自信をつけてくれると伸びますから、どういう仕事をしてもらうのか非常に重要です。それだけに毎年の目標設定は大変なのです。

西川　部下自身でなかなか目標が立てられないことも、多いですからね。

山田　そんな時は、今担当してもらっている仕事の質をいかに上げていくかというお題を部下に掲げ、何を目指していくかを一緒に考える時間を設けています。問題のない人は何も言わなくても目標を考えてくれるので、むしろ目標がちょっと高すぎない？　みたいな感じで低くする作業をするのですが、逆の人ももちろんいるので、その場合は一緒に探してあげる。そういうことの繰り返しですね、きっと。

西川　目標管理は部下のステップアップという側面と、チームとしてすべきことをやってもらう側面もありますからね。

山田　主任に力がついてきたので、各主任に今年の目標をあげてもらって、それを私が見てまとめています。今、私は主任だけの目標管理をしていて、主任がその下のメンバーの目標管理をしています。上下の目標同士はうまく紐づいてきています。

■足場かけと足場外し

（1）中堅職員の場合

西川　今、部下育成で特にテーマとしていることは？

山田　ミドルマネジャーの育成です。主任を係長クラスに上げていくことに注力すべきと思います。部署やチーム、チームメンバーのためでも

あります。

　主任なので、臨床的なことではなくアサーションや会議の仕方、文章のまとめ方など一般的なマネジメントスキルの向上が力の入れどころです。面談のスキルも、目標設定のスキルもそう。最近はこのあたりの取り組みを続けてきたので仮に今、私がいなくなったとしても、それほど部署が困ることはないでしょう。それぐらいには育っていると思います。

西川　ここも、主任の個別性を踏まえて？

山田　主任3人それぞれ課題は違うので、個別対応です。怒りっぽい人にはアンガーマネジメントの知見を伝えたり、決断力が課題の人には決断する仕事を多く与えて慣れてもらったり、物事の決め方・優先順位のつけ方を、最初のうちは一緒にやったりします。あとは会議の運営も、最初は私が一緒に行くけれどそのうち行かないとか。そのあたりが主任への「足場かけ」と「足場外し」です。

西川　足場かけと足場外しで、ポイントと考えているところはありますか？

山田　"足場"を外していけそうだと思ったら、以降は関わらないことが重要かもしれません。やはり、見ていると口を出したくなるのです。でも、それをやってしまうと本人はやりにくいし、モチベーションという意味ではよくありません。外すときは慎重に外すのですが、ある程度任せられると思ったら、近づかないことを心掛けています。その場に私がいると、部下に甘えが出て意見を聞きに来ることがあります。その意見の影響は大きいのです。そうならないように、業務の全般を委譲します。

　例えば、人工呼吸器を新しく買うときは、主任Cさんに、選択の基準や実際の機種選定など一切を任せることにしました。私は人工呼吸器が専門ですが、ほかのチームの主任や係長から「どうするの？　その機械の更新」等と聞かれたら、「Cさんに任せているので、私に決定権はありません」と伝えます。ほかの部署からの依頼も全部Cさんに回すなど、その人を立てます。そうすると、徐々にCさんに直接、話がい

くようになります。

西川　こういう切り口で機器や業者を選ぶ様子を十分に自分が見せたうえで、思いきり任せるのですね。

山田　そうです。それまで一緒にやっているので、私が最終決定するのはここまで、これからはあなたが決定するんだよと。さらに、導入した機械の段取りや消耗品の補充、事務の購買担当との交渉、勉強会や研修会の設定などもすべて任せる。そのためには自分でメンバーに指示をして、何を・どういう段取りで・いつまでにこの機械を使えるようにするかを伝えるように、と言っています。

（2）新人の場合

西川　新卒の入職者への技術教育は、どのように進めていますか？

山田　各業務のマニュアルや手順書をもとに作成した「新人教育チェックリスト」を整備しているので、それをもとにスタートさせています。シートはただ単にチェックするだけではなくて、新人の指導者も日替わりで違うので、どこまでできているのか、何が苦手かが明らかになるようにしています。

　このように新人の段階で習得する内容を明確にしていることと、指導する側は4段階法で順を追って教えられるように、きちんと説明して、見てもらって、やってもらって、そしてやって、と進めていきます。

　新人は操作を教わったら患者さんがいないところで機械を組み立てたり、操作をしたりという練習を何回も繰り返します。臨床で実践するときには先輩がつきますよね。それで今度は先輩が手や口を出さないでやる。最終的に1人でやる。先輩はチェックだけに行く。こんな感じで段階的に足場を外していきます。そして、新人が1人でできるようになれば、チェックリストの「独り立ち」という欄にチェックがつきます。

西川　一連の業務をどれくらいの期間でできるかもマニュアルで定めているので、これに従って教えていくのですね。

山田　業務の内容もあるので、教えるほうも、いきなり高度な体外循環

をやったりはせず、徐々にステップアップしてもらったうえで指導から抜けるような感じです。

　臨床工学部ではこのような要領で部内4つのチームをローテーションで3カ月ごと実習し、その後は少々の準備期間を経て、誰の指示もなく動くことができ、かつ夜勤を安心して任せられる水準に達したら、完全に独り立ちします。夜勤に入ると4チームの業務すべてが職務範囲になるので責任感が増しますが、そこまでいくとかなりたくましくなります。

■新人の変化よりも"こちら"の変化を！

西川　今どきの新人は、以前の新人と比べて気質の変化を感じますか？

山田　気質の変化はあると思いますが、それは社会の変化と似ている気がします。今の新人は残業をしないとよく言われますが、社会的には働き方改革の影響で、生活を大切にする・ダイバーシティ（多様性）という環境で育っていたら当たり前でしょう。むしろ今働いている人たちが社会の動きを理解して、新しく入職してくる人たちに合わせていくほうが大事だと思います。

西川　なるほど。世の中の変化あっての、今どきの新人ということですね。

山田　私はそう意識していますが、周りはそうではありません。「今の新人は」という言葉をよく聞くので。でも、新人に言わせたら「今の年寄りは」って言いますよね（笑）。

　先日、「新人がメモをしない」と部署で話題になったのですが、よく話を聞くと、iPadでメモをとっているので「iPadで書いているじゃないですか」と言ったら、「あれはメモじゃない」と（笑）。その教育担当者は新人にレポートを提出させているのですが、本来レポートは紙に手書きするもの、という固定観念があるのです。PCで仕上げたほうが見やすくていいと私は思うのですが……。そういうジェネレーションギャップが見られます。

西川　世の中の変化に気がついている人が職場の人に折に触れ、働きか

けていく必要がありますね。

山田　そうですね。役職者の会議等でそういう意見が出たときには、なるべく新しい考え方を話すようにしています。そこは割り切って、自分たちが関わっていかなければダメなんでしょうと言い続けています。

西川　話をしておかないと、この世代間のギャップは広がるばかりですからね。

山田　今の新人は、いわばデジタル・ネイティブで、スマホやアプリケーションなど、物心がついたときから周りに ICT があるのが当たり前です。そのデジタル・ネイティブから見ると、それ以前の世代である私たちは移民（イミグレーション）なので、移民が足を引っ張ったらいけないと、私の恩師（熊本大学大学院の鈴木克明教授）に言われました（笑）。

■研修と OJT の連携

西川　一方で、私たちは人材開発支援室のメンバーとして、院内研修の設計や運用を手掛けているわけですが、現場での OJT と Off-JT といわれる研修、これらをどのように連携すればいいと思いますか？

山田　特に新人は、研修と OJT の間隔があまり空かないほうがいいと思います。研修で習ったことを OJT で実践する機会があって、その現場実践を振り返りつつ、また新たなスキルを研修で習得するという一連の施策が適度な間隔でできればいいと思います。その間隔があまりにも離れすぎていると、教わったきり、しばらく何もなくて、またどっと研修が来てだと新人に求めたい人材像にたどり着くのが遅くなるのではないでしょうか。

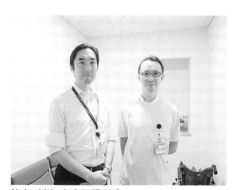

筆者（左）と山田紀昭氏

西川　ちょうど成長する節目

に、今おそらく皆さんが想定されているよりも短いスパンでの教育を行うべきだということですね。

山田　新人教育は往々にして、最初のオリエンテーションは濃厚で教育投資はものすごく多いのですが、その後の投資、つまり教育の頻度がかなり薄い傾向にあります。それよりも、もう少し段階的に教育の機会を用意できていればいいと思います。最初は今ほど集中的に教えなくても、その後は適切なタイミングで、そのときに必要な教育を・そのときに提供するといいというのが最近の知見です。OJTで必要な知識を学んで実践して、また課題にぶつかるところで新しい知識が必要になって、そこにOff-JTが入る。この構造化が実践できたらすごいです。

西川　これは新人の問題とも限らないので、現場のマネジャーも巻き込みつつ、当院でも今以上に、OJTと研修の連鎖を提供できたらいいですね。このあたりはまだまだ道半ばの感があるので、今後さらに企画していきましょうか。今日は長い時間、お付き合いいただきありがとうご

【解説２】「任せること」について

　インタビュー後半に出てきたトピックから、「任せる」という１点に絞って述べてみたい。

　前職のコンサルティング会社でのことである。ある客先の打ち合わせで上司と待ち合わせるべく、先方の玄関先で待っていると１本の電話が鳴った。「今日は調子が悪くなったので、申し訳ないが、打ち合わせは君だけで対応してほしい」。

　前回まではほぼ上司が説明し、筆者は同席してひたすらメモを取る立場だっただけに、一瞬、頭が真っ白になった。ただ、打ち合わせ時刻は目前に迫っているため気持ちを切り替え、たどたどしくもその日の打ち合わせを終えた。その一件以来、妙に自信がつき、以降の打ち合わせはほとんど１人で赴くことになった。

　病院において、さすがにこのような仕事の任せ方は少ないと思うが、部下の特性も踏まえつつ、いつまでに仕事を任せていくか青写真を描いておき、丁寧に進める必要がある。

　また、部下に任せるほうとしては、時にたどたどしい姿が見えるだけに、つい手出し・口出しをしたくなってしまうものである。「自分でやったほうが早い」という"病"に取りつかれることも、一度や二度ではないだろう。ただ、その気持ちをぐっとこらえ任せてみることは、部下のみならず上司としての自分の成長にもつながるものである。オオゴトにならないように配慮しつつ、部下が試行錯誤しながらできることを増やしていく姿を見守れるように、上司としての日常を過ごしていきたい。

ざいました。

山田　いい連鎖を作っていきたいですね。こちらこそ、ありがとうございました。

　以上、現場実践者のインタビューをお送りした。アカデミックな人材開発の知見を有した者が、現場での部下マネジメントで工夫している一端が具体的に垣間見られたと思う。方法論をもって指導に当たると、KKD（経験・勘・度胸）を越えて再現性のある関わりができ、部下との共通言語も持てる。部下にとっても、一定の方法論に沿った指導を受けていれば、自分が上司になった際も、指導の方法を引き継ぎやすいだろう。

　部下は生まれも育ちも、強みも弱みも違う。対話を通じて部下の考え・思いを知ったうえでその能力を最大限に引き出せるように、さまざまな関わり方をしていくことが重要である。

　汎用性のある方法論を取り入れつつも、部下一人ひとりの個性を生かして強みを引き出す関わりが一歩でも二歩でも向上するように、マネジャーとしての経験を積み上げていただきたい。

第26章 自己研鑽 ―特に「学会発表」に関して―

　第3部の最後は自己研鑽、特に「学会発表」を取り上げる。日本の医療界の発展のために、日々臨床に関わる医療者がその知見を世に伝えていく学会発表。発表に際しては、医療者に限らず、事務職にも門戸が開かれており、学会への参加・発表を通じて職員の成長が期待できる。

「自己研鑽」を支援するために

　本書の第1部と第2部では、「研修」に関する内容を取り上げた。研修は相応の時間と手間をかけて実施するだけに、「職場での学習＝研修」とイメージする方は多い。しかし本来、学習は職員が自ら行うものであり、その学習成果を職場で実践することで成果を出し、報酬を得るという流れが本筋である。研修の学びは、職員が自走し、成果を上げていくためのきっかけに過ぎない。どんな教育手段であっても、職員が自主的に学んでいく状態を念頭に置いて考えたい。

　さて、「自己研鑽」とは、文字どおり、自ら問題意識を持って学習を進めていくことをいう。「自己啓発」とほぼ同義であるが、昨今の働き方改革の影響で「自己研鑽」が多く使われているため、本書もそれにならう。

　医療現場においては、例えば図表3-11のような学習を、自主的に進めている職員が多いだろう。この自己研鑽を促進すべく、組織としては図表3-12のような支援がよく行われている。人材開発担当としては、院内学習手段を積極的に周知したり（どんなものが・いつ・どこで利用できるか？）、活用状況に関しても、職員に定期的に広報したりできるようにしたい。導入したきりそのままになっているeラーニング等は、定期的に見直しを図りたいところ。「入れっぱなし」は禁物である。

図表3-11　自己研鑽の例

- ・専門書を購入しての学習
- ・専門誌の購読
- ・有志での勉強会開催
- ・eラーニング受講
- ・各種資格の取得
- ・通信教育の受講
- ・院外のセミナー、研修の受講
- ・大学院・各種学校への通学
- ・学会発表　　　　　　　　等

図表3-12　自己研鑽の支援例

内　容	具体例
・物品・場所・機会の提供	・専門図書・雑誌の貸出 ・医療者が技術トレーニングできる機会の提供（例：シミュレーションラボ） ・eラーニングの導入　　　　等
・資格取得等の費用補助	・手当、一時金　　　　　　　等
・情報提供および相談受け	・院内外の勉強会情報の広報 ・教育担当による相談受け　　等

　もっとも、職員の自発的な学習を促進していくためには "先達" である上司・先輩が自ら進んで学習する姿勢を見せて成果を出し、後進に影響を与えていくことが一番である。"いい背中" を見せ続けていこう。

 「学会」を通じて成長する

　さて、ここでは医療界における代表的な自己研鑽ともいえる「学会」を取り上げる。まず、学会とはある特定の領域に関して、研究者や専門家同士の情報交換のために設けられた団体のことであり、各学会とも学術集会や学術大会と銘打って年1回程度、会員である医療従事者等が自身の研究成果を発表する場を設けている（この学術集会自体を、学会と呼ぶ場合もある）。また、医療法人内で○○学会と称して、定期的に研究発表の場を設けている場合もある。

　他の業界では、研修開発職以外の従業員が学会と関わりを持つ機会は

少ないと思うが、医療界においては医療職の自己研鑽の一環として自身の職種、業務に関連する学会に加入し、発表や参加を通じて学習を進めていくことが多い。さらに言えば、医療職のみならず事務職に対しても、学会の門戸が開かれている。例えば、図表3-13に示したような医療経営系の学会や研究会がある。

とはいっても、「学会」という響きに敷居の高さを感じてしまう人は多いだろうから、まずは学術集会の聴講から始めてはどうだろうか。特に最初のうちは、地元で開催される地方会の聴講をおすすめする。

例えば、日本医療マネジメント学会であれば、全国規模の学術集会のほかに都道府県単位での地方会を開催している。地方会は近隣病院の参加率が高いため、学会終了後も情報交換をしやすいメリットがある。聴講で学会の雰囲気がわかったら、発表にチャレンジしてみるとよい。

なお、聴講は学会に加入していなくとも可能なことが多いが、発表する場合は原則、加入が必要である。ただ、日本病院学会のように、所属施設が日本病院会に加入していれば発表可能等、条件が異なるので各学会のホームページで確認されたい。

自己研鑽の観点から、学会で発表した際のメリットを3つあげてみよう。

①業務の振り返りができる

日々の業務を振り返ることは、意識していないとなかなかできないものである。学会発表の準備を通じて自身の取り組みの意義を再認識し、もっと改善できた点や組織に対する効果を改めて明確にできる機会が得られる。これから取り組む仕事の効果・効率を上げるきっかけにもなる。

図表3-13　事務職がよく発表している学会等の例

・日本医療・病院管理学会
・日本医療マネジメント学会
・日本病院学会
・全日本病院学会
・日本診療情報管理学会
・日本医療秘書学会
・日本医師事務作業補助者協会　等

②プレゼンテーション力が向上する

　医療界の発表は、1人あたり5分前後が多い。この短時間で自身の取り組みの背景・内容・結果等を伝えるためには取り組みの要点を抽出し、メリハリをつけて聴き手に伝わるように整理し、伝える練習をする必要がある。この準備を通じて、自身の伝える力が大幅に向上する。

③“仲間”との交流による刺激が得られる

　大規模な学会となると数百の演題が集まり、他院の取り組み事例を多く聴講することができる。聴くだけではなく実際に質問してみると、次の業務のヒントが得られる可能性もあり、学会後の情報交換に発展する場合もある。また、自身が発表する際にも質疑応答があるので、回答することで、発表内容に対する会場内での聴き手の知識が深まる。結果、多くの刺激と志を同じくする“仲間”とのつながりが得られる。

　このように、学会に参加するメリットは大きいので、事務職の方々にもぜひ積極的にチャレンジしてもらいたい。ここで、さらに具体的な行動イメージがわくように、事務職が初めて学会発表する場合を想定して、学会当日までの様子を再現してみよう。

学会本番までの4ステップ

　以降、学会当日までのステップを、(1) 演題構想、(2) 要旨執筆、(3) 資料作成、(4) 本番参加の4段階で説明する（図表3-14）。

(1) 演題構想

　学会で発表する研究テーマ（＝発表タイトル）のことを演題という。日々の業務で効果を上げたことが演題の候補になり得る。ある問題意識のもとで解決策を企画・実施し、その結果と考察が明確に示せれば、演題の骨子ができる（改めてアンケート等を実施し、効果を明らかにする場合もある）。まずは、以上のことを書き出してまとめてみよう。

図表3-14　学会本番までの4ステップ

ステップ	内　容
1．演題構想	自身の業務経験から、発表に足る内容を選び出す
2．要旨執筆	発表する内容を、学会の抄録集に載せる要旨としてまとめる
3．資料作成	発表に使用するスライド、またはポスターを作成する
4．本番参加	自身の演題を発表し、かつ参加者として演題を聴講する

　具体的にどの程度の内容が発表に資するかは、文献検索をして実際に論文を当たってみるといい。また、過去の学会の抄録集（発表演題の要旨を掲載した冊子）を参考にしたり、医療経営系専門誌のバックナンバーで記事をチェックしたりして、発表内容の"相場観"をつかむことをおすすめする。

（2）要旨執筆

　研究テーマが絞り込めたら演題の要旨を執筆し、学会事務局に演題登録を行う。要旨とは、演題の内容をおおむね800〜1,000字程度にまとめた文章のことで、学会参加者はこの要旨を読んで、自身が聴くべき発表かどうかを決める。

　要旨は、【背景】【目的】【方法】【結果】【考察】【結論】等の項目を立てて仕上げていくのが一般的である。要旨を書いているうちに、自身の伝えたい内容が整理されていくだろう。要旨の草稿を書いたら上司や先輩等に見てもらい、内容や体裁についてコメントをもらうことをおすすめする。なお、患者さんの個人情報保護等、研究倫理に関係する内容は、院内でしかるべき部署に問い合わせておくことが必要である。

　演題登録の際には、要旨提出とあわせて発表形式を申請する。発表形式には、口演（オーラル）とポスター発表がある。口演とは、スライド（パワーポイント等）を作成してプレゼンテーションをする形式である。対するポスター発表とは、図表3-15のように学会会期中、発表内容を所定の場所に掲示しておき、指定時間に演者がプレゼンテーションをする形式である（一定時間、演者がポスター横に常駐し、訪れた参加者に

図表３-15　ポスターの例

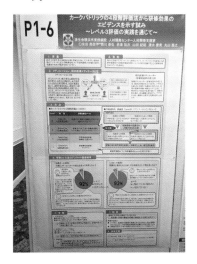

随時説明する形式もある）。

　演題登録を完了したらいったん、学会での審査を待とう。

（3）資料作成

　「演題採択」の連絡が学会事務局から届いたら、いよいよ発表資料の
作成である。

　口演・ポスター両者とも、資料は提出した要旨の内容に沿って作成し
ていく。具体的な作成方法は割愛するが、発表時間がかなり限られてい
るので、資料はひと目見てわかりやすく、インパクトのある内容に作成
する必要がある。

　資料ができたら、発表時間内に収まる内容か、実際に時間を計って話
してみる。はじめのうちは原稿を用意しておくといい。思い入れの強い
箇所ほど話したくなり、結局、制限時間をオーバーすることが往々にし
てあるので、自身の話したいことというよりは、聴き手が聴きたいこと
は何かを念頭に置き、伝えることを削っていくとよい。また、練習内容
を録音しておくと、後で自分の話し方（話すスピードや抑揚等）が客観

的に確認でき、改善点を見つけやすくなる。

　可能ならば、家族等の第三者に聞いてもらって、表現がわかりづらくないか、違和感がないかどうかを確認するのも一法である。最終的には「原稿を読む」から「原稿を見ずに自分の言葉で伝える」くらいで練習するとなおよい。

　自身である程度、発表内容が形になってきたと思ったら、ここはぜひ、上司・先輩にお願いして「予演会」を開こう。ここでも本番さながらに時間を計り、かつ、発表後には聴き手として気になることは、内容・話し方等を可能な限り指摘してもらう。また、本番では発表後に数分間、質疑応答の時間が設けられている。予演会でも同様に質疑応答を設け、事後に想定質問とその回答をまとめておくとよい。

　図表3-16は、ある全国大会で優秀演題を選ぶ際の評価項目である。多くの学会発表に通じる内容と思うので、参考にしてほしい。

（4）本番参加

　学会当日の抄録集は事前に郵送されることが多いので、演者向けの注意事項を熟読し、また、聴衆として自身が聴いておきたい発表には「当たり」をつけておこう。大規模な学会になると総演題数が数百題にもなり、複数の会場で発表が同時開催される。お目当ての演題が同時刻にあることも珍しくない。各演題の要旨をよく読み込んで、より必要な、も

図表3-16　一般演題優秀発表賞の評価項目

①発表内容にオリジナリティがある
②発表の目的、結果が明確である
③聴衆が聴き取りやすい声量と速度が守られている
④観やすい文字の大きさ、レイアウトや色、データ表示の仕方等に工夫が見られる
⑤質疑に対する回答ができている
⑥発表時間（7分以内※）が厳守できている
⑦発表用スライドの提出ルールが守られている
　　　　　　　　　　　※…筆者注：発表時間は学会によって異なる

日本医師事務作業補助研究会2019、p.11
（現：日本医師事務作業補助者協会）

しくは興味のある演題に、期間が許す限り足を運べるように段取りを組んでおこう。

　学会当日は、演者は基本、自身の発表時間に参加すればいい。ただ、初回の参加ならば、冒頭の開会式から参加して場馴れしておこう。そして、口演の発表であれば、スライドデータを事前に提出する窓口が設けられているので、早めにチェックを受ける。ポスター発表の場合は、事務局指定の時間に余裕をもって掲示できるようにする。

　発表時も指定時間に余裕をもって会場に到着し、リハーサルを思い出しながら、落ち着いて発表をやりきろう。発表直後、会場からの質疑応答はまた緊張すると思うが、質問をよく聞いたうえで「ご質問ありがとうございます」と一礼し、落ち着いて回答しよう。

　発表が完了すれば、あとは参加者として調べておいた発表を順次、聴講していく。聴くだけでも刺激を受けるが、自分なりに聞いてみたいことや不明点が浮かんだら、ぜひ勇気を出して演者に質問してみよう。ポスター発表だとすぐ近くに演者がいるので質問しやすいかもしれない。せっかく来たのだから、疑問を残さずひとつでも多くのことを持ち帰ってもらいたい。

　なお、発表の内容がよければ後日、学会事務局から論文執筆の案内が来たり、専門誌から記事掲載の依頼が来たりすることがある。せっかくの機会なので、特段の支障がなければお受けすることをおすすめする。

🔘 学会参加を組織文化に

　以上、学会発表に至るまでのプロセスをお伝えしてきた。人材開発担当としてはぜひ、自身でも学会会場に足を運び、見聞してきたことをもとに職員に学会参加の意義を伝え、予演会の主催や発表準備を進める職員のフォロー等ができるといい。

　筆者の知る、ある大学病院では毎年、医療職・事務職の数人で医療経営系の学会に出席し、手分けして情報収集をするという。膨大な数の発

表から「組織的に」情報収集するのは、院内の業務を推進するためのヒントを見つけるよいきっかけになる。以上、情報収集の機会として、そして、発表を通じて職員が一皮むける成長手段として学会を活用し、組織に「学習する文化」を創り上げていただければと思う。

第4部
人材開発担当の成長編

―常に"一歩先"の人材開発を目指して―

本書も、この第４部で締めくくりである。最後に、筆者の体験を通じて、人材開発という仕事に向かうための心構えと自己研鑽のヒントをお伝えしたい。

「自走力」と「目的意識」の両輪で、職務にあたる

　まず、当室の業務を進めるうえで、筆者がいつも念頭に置いていることが２つある。

　ひとつは「自走力」である。診療報酬改定、行政通達、医療監視、適時調査、病院機能評価……と、病院組織はこのような「外圧」を契機として動く割合が高いと、企業出身である筆者は日々感じている。翻って、人材開発部門はこれら外部からの要請で行う業務の割合が相対的に少ない。それだけに、組織のあるべき姿を念頭に置き、どの部署よりも「先を見据えて」「自ら考えて」業務を企画、実行し、職員と病院に付加価値を提供し続けることがスタッフに求められる。

　もうひとつは「目的意識」。第１部の冒頭でも述べたが、研修は、学習手段として「容易に」企画され、ともすれば実施当日を目指して業務が進んでいくきらいがある。果たして人材開発部門の目的は、研修を実施することだろうか？　そもそもの存在意義は、病院の課題を解決することにあるのではないか？　研修は課題解決の手段のひとつにすぎず、研修の実施そのものが目的化してはならない。われわれはイベント屋ではない。とかく研修は企画・実施に多くの工数がかかるために、実施したら「何かを成し遂げた」気になってしまうものであるが、それがどのような効果をもたらしたのかを念頭に置いて仕事をしている。

　この２点は、どの仕事をしていくにも重要には違いないが、特に病院組織において新興の人材開発部門で働く者とっては必要な心構えだと思っている。

"一歩先"の人材開発を進めるための「4つの行動」

　それでは、人材開発に関わる者として、具体的にどのような行動を心掛ければいいだろうか？　筆者は（1）知識の土台を作ること、（2）常に情報収集すること、（3）描いて進めること、そして（4）"仲間"を作ることの４つを掲げてみたい。以下、順に説明していく。

（1）知識の土台を作ること

　KKD、つまり先達の「経験・勘・度胸」で進めがちな人材育成の現状に対して、本書では方法論をもって人材開発を実践することの大事さを折に触れ、強調してきた。伝統的な教育手段である研修・OJTを軸に、人材開発に必要な知識について網羅的に触れてきた。ただ、述べてきた各論をじっくりと理解し、実践の手筋を増やしていく意味で、さらなる自主的な学習をおすすめしたい。

　第１の学習手段として、まずは書籍・雑誌をあげておこう。図表4-1は、本書の次に読むべき本として、記述が比較的平易なものを中心にリストアップしている。必要性や興味を引かれたタイトルからぜひチャレンジして、各論の知識補充に努めてほしい。雑誌については産労総合研究所の『病院羅針盤』や姉妹誌『医事業務』等の事務職向けの専門誌、そして各職種の専門誌に掲載される各地の病院の教育事例が参考になる。

　第２の学習手段は、外部のセミナー・研修である。大手の研修会社では、人材開発担当者向けの公開講座を開講している。受講者は一般企業の人材開発担当が多数を占めるものの、講師の説明や受講者とのディスカッションによって、いっそう理論や手法の理解が深まるだろう。また、人材開発領域における大学院を有している熊本大学大学院社会文化科学教育部教授システム学専攻でも例年、複数回の公開講座を開催している。本書で扱った研修設計理論（インストラクショナルデザイン）に関して、実際の教育事例を用いながら、さらに理解を深めることができ

図表4-1　人材開発関連の書籍例

①中原淳『企業内人材育成入門』ダイヤモンド社、2006年.
②中原淳『研修開発入門 ―会社で「教える」、競争優位を「つくる」―』ダイヤモンド社、2014年.
③鈴木克明『研修設計マニュアル　―人材育成のためのインストラクショナルデザイン―』北大路書房、2015年.
④堤宇一『はじめての研修効果測定　―教育研修の質を高めるために―』日科技連出版社、2007年
⑤大久保幸夫『キャリアデザイン入門［Ⅰ］基礎力編　第2版（日経文庫）』日本経済新聞出版、2016年.
⑥大久保幸夫『キャリアデザイン入門［Ⅱ］専門力編　第2版（日経文庫）』日本経済新聞出版、2016年.
⑦大久保幸夫『仕事のための12の基礎力　―「キャリア」と「能力」の育て方―』日経BP、2004年.
⑧松尾睦『職場が生きる　人が育つ　「経験学習」入門』ダイヤモンド社、2011年.
⑨松尾睦編著『医療プロフェッショナルの経験学習』同文舘出版、2018年.
⑩マーカス・バッキンガム（加賀山卓朗訳）『最高のリーダー、マネジャーがいつも考えているたったひとつのこと』日本経済新聞出版、2006年.
⑪政岡祐輝、池辺諒『臨床での指導に必要な「教え方」のスキル13』日総研出版、2020年.
⑫小倉広『任せる技術』日経BP日本経済新聞出版本部、2020年.
⑬中村好一『基礎から学ぶ楽しい学会発表・論文執筆 第2版』医学書院、2021年.

る。

　さらに、人材開発の知見を深めたいと考えている向きには、ぜひ熊本大学大学院教授システム学専攻の修士課程の門をたたいてみよう。講義は基本eラーニングで行うので、仕事を続けながら履修することが可能である。ちなみに、学生の3分の1は医療関係者とのことである。

（2）常に情報収集すること

　問題意識を持ち続け、いい企画を打ち出していくためには知識の土台を作ることに加え、日々の情報収集が欠かせない。そこで、定期的に必要な情報が集まる仕組みを、自分なりに日常生活の中に構築しておくとよい。

　普段、ネット検索で情報収集をする方は多いと思うが、筆者の場合は、赤羽（2015）で紹介されている Google アラートを活用している。Google アラートとは、気になる用語（例：OJT、心理的安全性等）をあらかじめ登録しておくと、この用語を含むネット記事のリストが毎

日、決まった時刻に Gmail に配信されるというサービスである。その
リストの記事を毎日チェックすることで、常に新しい情報に触れる習慣
を作っている。

　並行して、筆者は日常の院内での会話を大事にしている。顔見知りの
若手・中堅職員（医療職・事務職問わず）との立ち話から、最近受けた
院内外の研修の感想や教育課題を雑談交じりに把握したり、院内教育で
気になる課題があれば、見解を持っていそうな職員（師長、技師長等）
に随時アポイントを取り、無理のないところで話を聞いたりすること
で、机上の空論に陥らない "肌感覚" を持ち続けることを大事にしてい
る。

　こちらから種々、接点を作っていれば、現場からも自然と要望や相談
事が舞い込んでくる。勉強会で講師を務めることになった師長から相談
がきたり、ある技師長からは「うちの役職者が複数参加した○○研修の
効果が現場で出てきている。ぜひ今後も続けてほしい」との言葉を聞い
たりする。このようなフィードバックを耳にするにつけ、現場との接点
を広く持つことは大事と、常日頃から感じている。

（3）描いて進めること

　第3章で、中堅職員に必要な力として「描いて進める力」をあげた。
研修の企画・運営業務はまさに、この描いて進める力をフル動員する必
要がある。企画から実行までの限られた期間に必要な作業を周到に考
え、関係者との調整を図り、という取り組みを続けてようやく研修本番
を迎えることができる。

　研修企画に限らず、施策を進めていく際にさまざまな利害関係者を巻
き込んでいくので、そのつど交渉し、相手とこちらの利になるところで
妥協点を見つけて進めていくことが必要である。なぜその研修が必要な
のか、キーパーソンの納得を得たり、各職種の職場の事情をわかりつ
つ、できる限りの配慮をしたりと目配り・気配りが欠かせない。

　主な留意点を具体的に列挙する。まず、各作業のスケジュールは余裕

を持たせること。現場の多くはシフト業務で回っているため、特に研修予定は早めに出す。案内が後手に回ると対象者の勤務が組まれていて参加できないことがあり、現場の不満のタネになる。可能な限り、年間計画として研修日や募集期間を期初に提示できることが望ましい。

　院内研修では、限られた会議室の取り合いになる場合も多い。複数の候補日を想定しておくことと併せ、他の会議予定とバッティングした場合に交渉できる準備をしておこう。交渉となった場合、情報収集のところで述べたような相手方との人間関係が十分にできていると、無理を聞いてくれる確率が高まる（譲ってくれた場合は感謝を忘れずに！）。

　さらに、十分に気をつけておいたつもりでも、「想定外」のことが起きる可能性がままある。その際は関係者の協力を得ながら、考え得る最大限の対策を早めに講じるとともに、必ず「備忘録」を残すこと。特に、研修の終了直後は、達成感と同時に反省点が複数浮かび上がっているだろう。しばらくは達成感に浸っていたいこともあるだろうが、ここは忘れずに、良好点と反省点を書き留めることをもって、研修業務の一区切りとしたい。そのまま次の仕事に着手してしまうと、次年度に研修準備を始めた際に、せっかくの反省点が思い出せないこともままあり、非常にもったいない。このちょっとした心掛けは、別の者が担当することになった際の引き継ぎの際にも有力な情報になる。「記憶より記録」である。

　研修は、その実施日を（いったんの）ゴールとして講師、受講者とその上司、運営スタッフ等、複数の関係者を巻き込んで進めるプロジェクトであり、年間で複数のプロジェクトが走ることになる。人材開発でこれらのプロジェクト推進に悪戦苦闘した経験は、異動した部署でも必ず貴重な“財産”になる。

（4）“仲間”を作ること

　人材開発に対する思いを持ち種々行動していく際に、志を同じくする“仲間”がいるのはとても心強いことである。この仲間をどのように

作っていけばいいだろうか？　ひとつ、当院の例をあげる。

　筆者を含め医療職・事務職計12人が所属する人材開発支援室では、月1回の定例会の場を使って「持ち回り発表」を実施している。メンバーが原則ペアで発表者となり、自身の職能での実践内容や話題となっている人材開発のキーワード等からテーマを決めて準備し、定例会内の30分程度を発表とディスカッションに充てる、という試みである。

　実際の発表テーマは図表4-2のように、多岐にわたる。通常の定例会は各施策の進捗報告が主体であるが、発表が組まれた回はメンバーが実践している生きた知見を垣間見られたり、言葉は聞いたことがあるが詳しくは知らないトピックへの知識を深めたりできる格好の機会である。ディスカッションもほぼ全員から意見が出て、話し手・聴き手双方の学びになっている。

　多職種からなる教育委員会を持つ病院であれば、教育に携わる者が暗黙知として持っている知見を共有するきっかけとして、このような試みは実施しやすいのではないだろうか？

　一方、院外の“仲間”はどのように作っていくといいだろうか？　筆者の経験でいうと、まずは上記で述べたセミナーや勉強会が、仲間に出会うきっかけとして好適である。

　次に学会。日本医療マネジメント学会や各職種対象の学会等では、少なからず教育のカテゴリーがある。関心を同じくする人が集まるだけに、いろいろと声をかけてみるといい。演者への質問、ポスター発表を見ている参加者との情報交換など、機会は会場の至るところにある。

図表4-2　「持ち回り発表」の実施内容（2021年度の例）

回	発表者の職種	発表テーマ
第1回	事務職	コロナ禍における院内研修
第2回	看護師・事務職	相談への対処について
第3回	薬剤師・臨床工学技士	病院機能評価から読み解く当室の次のステップ
第4回	診療放射線技師・公認心理師	1on1ミーティングと心理的安全性
第5回	臨床検査技師・事務職	オンラインコミュニケーション

最近はコロナ禍の影響で、オンラインでのセミナー・学会の開催が増えてきた。そのため、主催者がどんなに遠方であっても、PCがあれば職場や自宅から参加することができ、つながりを作りやすくなった。

　もしくはfacebook等のSNSでも、志を同じくする方々とのコミュニティ等でつながりを作れる機会は周りにあふれている。ネット環境の進化により地域間の情報格差がますます縮まってきている現在、これらの機会をどう生かすかは、まさに自分次第である。

　以上、"一歩先"の人材開発を目指すうえで有用な習慣・行動を4つの視点から説明してきた。自身の状況に照らして、ひとつでも興味を持った内容があれば、ぜひ実践してほしい。

　P・F・ドラッカーがその著書『マネジメント』で述べた有名な「3人のレンガ職人」の話のように、自分の仕事をどのように捉えるかで人生の充実度は格段に違ってくると筆者は思っている。本書の冒頭で述べたように、われわれ人材開発に携わる者は決してイベント屋ではなく、次世代の人づくりに関わることで病院や現場のこれからを創っていく戦略家かつ実践家の一人である。その戦略が花広く、そう遠くない未来を思い描きつつ、できることをひとつずつ確実に積み上げていきたい。それぞれのレンガがそれぞれの形で高く積み上がっていくよう、同士として、それぞれの持ち場で共に頑張っていきましょう。

あとがき

　「学びを止めない」――新型コロナウイルス感染症の拡大に伴い、学校教育や企業教育の世界でよく使われてきた言葉である。企業や病院では2020年、集合研修の中止が相次ぎ、その後、しばらくするとオンラインによる研修の開催が急増した。当初は集合教育の代替の意味合いが強かったオンライン研修も、その普及につれ、受講者の会場までの移動時間や研修会場準備の手間も不要になり、費用も削減できるなど、使用する側はオンラインなりのメリットを享受できるようになってきた。

　研修の運営側としては、新たにオンライン会議システムに習熟するというスキルが研修運営のための必須項目に加わった。いまや、オンラインは単なる実地の代替ではなく、実地・オンラインそれぞれのメリット・デメリットを勘案して、どちらの形式が今回の研修にふさわしいのかを考慮して研修企画を進めることが、人材開発担当としての考慮すべき点のひとつになっている。

　このように、「学びを止めない」ために、世の変化に柔軟に対応して当初描いていた成果に結びつけていく動きは、"学び"を扱う領域の一員として、率先垂範して進めていきたいと考えている。

　多くの方々のお力添えがあってこそ、本書の内容がここまで充実した。まずは、門外漢の筆者に、医療界に入るきっかけを与えてくださった神奈川県済生会顧問の正木義博氏。人材開発の側面から当院の理念"一歩先"の実現に向けて種々の仕事を任せていただいている当院院長の三角隆彦先生、統括院長補佐で筆者の直接の上司でもある丸山路之先生、事務部長代行の折登剛氏。そして普段、ともに仕事を進めている人材開発支援室のメンバー、特に本書への種々の助言やインタビューに協力いただいた山田紀昭氏、そして、院内事例掲載の快諾をいただいた調布東山病院 人材開発課の阪下絵美氏、済生会横浜市南部病院 人材開発

室の佐藤晃一氏、全国済生会事務(部)長会 人事・人材開発部会事務局（済生会宇都宮病院）の山中康彰氏、神奈川県済生会事務局の常盤野耕司氏に感謝申し上げる。さらに、産労総合研究所『病院羅針盤』の編集部の皆様、連載各回の原稿を読んでご意見をくださった院内外の多くの方々。心から御礼申し上げる。

　初めての連載、そして書籍化はまさに試練の連続だったが、連載を読んだ各地の病院の方から問い合わせやお話をする機会をいただいたり、その関わりがきっかけで、自院で独自の取り組みを始めた方もいらしたりと、筆者としては大いに手応えを感じ励みになった。
　筆者による"現場発"の人材開発の試みは続く。これからも新たな知見を順次、まとめていきます。またお会いする日まで！
　本書のご意見、ご感想は、genba82@gmail.com にお寄せいただければ幸いです。

2023 年 3 月
西川　泰弘

■用語索引

■図表索引

第3章　中堅職員研修　―「経験の質」を底上げするために―

第4章　若手職員研修　―「関係構築力」の総点検―

■参考・引用文献

序　導入編

・海瀬章・市ノ川一夫（2017）『人事・教育担当者のための 能力開発・教育体系ハンドブック』日本能率協会マネジメントセンター.
・北村士朗（2007）「社内教育の作り方・考え方」『労政時報』 第3708号、pp.66-89.

第1部　研修事例編

第1章　大前提
・裴英洙（2016）『医療職が部下に悩んだら読む本』日経BP社.

第2章　管理職研修
・中原淳（2015）『駆け出しマネジャーの成長論 7つの挑戦課題を「科学」する』中央公論新社.
・小島勇人・西川泰弘・山田紀昭「医療機関における人材開発研修プログラムの構築」『病院羅針盤』2017年11月1日号および11月15日号、産労総合研究所.
・ストレングス・ラボ「ストレングスファインダー®とは」
　https://strengths-labo.com/strengthsfinder/（2022.12.13閲覧）
・中原淳・金井壽宏（2009）『リフレクティブ・マネジャー 一流はつねに内省する』光文社.
・松尾睦（2011）『職場が生きる 人が育つ「経験学習」入門』ダイヤモンド社.
・株式会社日本経営の研修資料「医療法人社団東山会 2018年度 合宿研修」.
・Kolb, D.A.(1984), Experimental Learning: Experience as the Source of Learning and Development. Practice-Hall.

・Lombardo, M.M. & Eichinger, R.W.(2010) The Career Architect: Development Planner, 5th edition. Lominger International.

第3章　中堅職員研修

・齋藤由利子（2017）『改訂版　交渉力アップで看護部を変える、病院を変える』産労総合研究所.

・高田貴久・岩澤智之（2014）『問題解決　あらゆる課題を突破するビジネスパーソン必須の仕事術』英治出版.

・中野民夫・森雅浩・鈴木まり子・冨岡武・大枝奈美（2009）『ファシリテーション　実践から学ぶスキルとこころ』岩波書店.

・西川泰弘（2021）「特集1　人材育成　「済生会横浜市東部病院」事例研究　～未来のリーダーを育てる仕掛けづくり～」『医事業務』2021年5月15日号、産労総合研究所.

・平木典子（2023）『言いにくいことが言えるようになる伝え方　自分も相手も大切にするアサーション（携書)』ディスカヴァー・トゥエンティワン.

・Katz, Robert (1955), Skills of an Effective Administrator, Harvard Business Review.

第4章　若手職員研修　―「関係構築力」の総点検―

・山崎富治（1986）『ほうれんそうが会社を強くする―報告・連絡・相談の経営学』ごま書房.

・岸見一郎、古賀史健（2013）『嫌われる勇気　自己啓発の源流「アドラー」の教え』ダイヤモンド社.

第5章　新入職員研修　―社会人・医療人・組織人への移行を支援する―

・「エンゲージメント」『HRpro用語集』
https://www.hrpro.co.jp/glossary_detail.php?id=162（2022.12.13閲覧）

第2部　研修設計編

第6章　効果・効率・魅力ある研修を目指して

・鈴木克明（2005）「e-learning 実践のためのインストラクショナル・デザイン」『日本教育工学会論文誌』29（3）197-205.

・ロバート・M. ガニェ、キャサリン・C. ゴラス、ジョン・M. ケラー（鈴木克明、岩崎信訳）（2007）『インストラクショナルデザインの原理』北大路書房.

・市川尚、根本淳子編著（鈴木克明監修）（2016）『インストラクショナルデザインの道具箱101』北大路書房.

第7章　分析の初期段階は「情報収集」

・市川尚、根本淳子編著（鈴木克明監修）（2016）『インストラクショナルデザインの道具箱101』北大路書房.

・ジョー・ウィルモア（中原孝子訳）（2011）『HPI の基本　業績向上に貢献する人材開発のためのヒューマン・パフォーマンス・インプルーブメント（ASTD グローバル ベーシック・シリーズ）』ヒューマンバリュー.

第8章　「入り口」と「出口」を明確にする

・玉木欽也編著（2010）『これ一冊でわかる e ラーニング専門家の基本　ICT・ID・著作権から資格取得準備まで（青山学院大学総合研究所叢書）』東京電機大学出版局.

・市川尚、根本淳子編著（鈴木克明監修）（2016）『インストラクショナルデザインの道具箱101』北大路書房.

・労務行政研究所（編）（2008）『これからの人材育成研究』労務行政.

第9章　評価方法を設計する

・Donald L. Kirkpatrick et al.（2006），Evaluating Training Programs 3rd Edition: The Four Levels, Berrett-Koehler.

・市川尚、根本淳子編著（鈴木克明監修）（2016）『インストラクショナルデザインの道具箱101』北大路書房.

・猪又克子（2016）『成果の出る院内研修を演出する看護のマネジメントサイクル』学研メディカル秀潤社.

・柴田喜幸（2018）『産業保健スタッフのための教え方26の鉄則』中央労働災害防止協会.

第10章　研修から実践への「架け橋」を設計する

・関根雅泰・齊藤光弘（2017）「研修転移」中原淳編『人材開発研究大全』東京大学出版会. pp.315-340.

・Broad, M.L. & Newstrom, J.W.（1992）Transfer of Training, Perseus Publishing.

・市川尚、根本淳子編著（鈴木克明監修）（2016）『インストラクショナルデザインの道具箱101』北大路書房.

第11章　本番の「つながり・流れ・魅力」を設計する

・市川尚、根本淳子編著（鈴木克明監修）（2016）『インストラクショナルデザインの道具箱101』北大路書房.

・柴田喜幸（2018）『産業保健スタッフのための教え方26の鉄則』中央労働災害防止協会.

・鈴木克明（2002）『教材設計マニュアル―独学を支援するために―』北大路書房.

第12章　講義と演習の展開、そして教材開発

・向後千春（2014）「マイクロフォーマットによる授業と研修のデザイン」『日本教育工学会第30回全国大会講演論文集』pp.189-190.

・北村士朗（2007）「社内教育の作り方・考え方」『労政時報』第3708号、pp.66-89.

・柴田喜幸（2018）『産業保健スタッフのための教え方26の鉄則』中央労働

災害防止協会.

・鈴木克明（2002）『教材設計マニュアル―独学を支援するために―』北大路書房.

第 13 章 "教えない研修"で、受講者を支援する

・折出光男、千葉保博（1997）「企業内研修の将来形～ CRI 技法の適用と実践～」『日本工学教育協会・平成 9 年度工学・工業教育研究講演会講演論文集』.

・鈴木克明（2015）『研修設計マニュアル―人材育成のためのインストラクショナルデザイン―』北大路書房.

・山田紀昭、原尻太郎、七海綾美、高橋雅雄、大石英治（2016）「インストラクショナルデザインを基盤とした医療機器研修の開発～反転授業・CRI 技法を応用して～」『第 26 回日本臨床工学会』.

第 14 章 外部講師とタッグを組むために

・鈴木克明（2015）『研修設計マニュアル 人材育成のためのインストラクショナルデザイン』北大路書房.

・西澤潤一（1996）『教育の目的再考』岩波書店.

・福澤英弘（2009）『人材開発マネジメントブック―学習が企業を強くする―』日本経済新聞出版社.

第 15 章 院内講師が育つ仕掛けを作る

・北村士朗（2010）「社内研修の内製化を考える」『労政時報』第 3784 号、pp.66-94.

第 16 章 「最高の舞台」を作る準備と運営

・北村士朗（2010）「社内研修の内製化を考える」『労政時報』第 3784 号、pp.66-94.

第 17 章　評価結果を今後に生かす

・北村士朗（2010）「社内研修の内製化を考える」『労政時報』第 3784 号、pp.66-94.
・堤宇一・木村覚・早川勝夫・柳美里・和田修一（2012）『教育効果測定の実践―企業の実例をひも解く―』日科技連出版社.
・中原淳（2014）『研修開発入門― 会社で「教える」、競争優位を「つくる」―』ダイヤモンド社.

第 3 部　OJT・自己研鑽編

第 18 章　OJT の特質を振り返る

・桐村晋次（2005）『人材育成の進め方〈第 3 版〉』日本経済新聞社.

第 19 章　日常業務を "価値ある経験" に高めるために

・政岡祐輝・池辺諒編著（2020）『臨床での指導に必要な「教え方」のスキル 13』日総研出版.
・松尾睦（2006）『経験からの学習 プロフェッショナルへの成長プロセス』同文舘出版.
・松尾睦（2011）『職場が生きる 人が育つ「経験学習」入門』ダイヤモンド社.
・ダイヤモンド社人材開発編集部著・松尾睦監修（2015）『OJT 完全マニュアル 部下を成長させる指導術』ダイヤモンド社.
・松尾睦編著（2018）『医療プロフェッショナルの経験学習』同文舘出版.

第 20 章　計画に必要な「自分・相手・仕事・周囲」の視点

・桐村晋次（2005）『人材育成の進め方〈第 3 版〉』日本経済新聞社.
・マルカム・ノールズ（堀薫夫・三輪建二監訳）（2002）『成人教育の現代的実践―ペダゴジーからアンドラゴジーへ』鳳書房.

第21章　大人の学びとストレッチ・エンジョイメント

- 鈴木克明（2015）『研修設計マニュアル　人材育成のためのインストラクショナルデザイン』北大路書房.
- 松尾睦（2011）『職場が生きる　人が育つ「経験学習」入門』ダイヤモンド社.
- 松尾睦編著（2018）『医療プロフェッショナルの経験学習』同文舘出版.

第22章　自立を促すための「足場かけ」

- 関根雅泰・林博之（2020）『対話型OJT　"主体的に動ける部下"を育てる知識とスキル』日本能率協会マネジメントセンター.
- 田中淳子（2021）『事例で学ぶOJT―先輩トレーナーが 実践する効果的な育て方』経団連出版.
- 松尾睦編著（2018）『医療プロフェッショナルの経験学習』同文舘出版.
- 松尾睦（2019）『部下の強みを引き出す　経験学習リーダーシップ』ダイヤモンド社.

第23章　部下の成長段階に沿って支援する

- 大久保幸夫（2014）『マネジャーのための人材育成スキル』日本経済新聞出版社.
- 大久保幸夫（2016）『キャリアデザイン入門［Ⅰ］基礎力編〈第2版〉』日本経済新聞出版社.
- 大久保幸夫（2016）『キャリアデザイン入門［Ⅱ］専門力編〈第2版〉』日本経済新聞出版社.
- 金井壽宏（2002）『仕事で「一皮むける」（光文社新書)』光文社.
- 山田直人・木越智彰・本杉健（2012）『部下育成の教科書』ダイヤモンド社.
- 松尾睦編著（2018）『医療プロフェッショナルの経験学習』同文舘出版.

第24章　リフレクションで現場の学びの質を高める

- 松尾睦（2011）『職場が生きる　人が育つ「経験学習」入門』ダイヤモンド

社.

・中原淳（2017）『フィードバック入門（PHP ビジネス新書)』PHP 研究所.

第25章　現場実践者インタビュー

・小倉広（2020）『任せる技術』日経 BP 日本経済新聞出版本部.

・マーカス・バッキンガム（加賀山卓朗訳）（2006）『最高のリーダー、マネジャーがいつも考えているたったひとつのこと』日本経済新聞出版社.

第26章　自己研鑽

・中村好一（2013）『基礎から学ぶ 楽しい学会発表・論文執筆』医学書院.

・日本医師事務作業補助研究会（2019）『第9回 全国大会集録 臨床支援士（医師事務作業補助者）の未来を創る〜新たな役割への挑戦〜』.

第4部　人材開発担当の成長編

・赤羽雄二（2015）『速さは全てを解決する―「ゼロ秒思考」の仕事術―』ダイヤモンド社.

・ピーター・F・ドラッカー（上田惇生訳）（2001）『マネジメント［エッセンシャル版］―基本と原則―』ダイヤモンド社.

・福澤英弘（2009）『人材開発マネジメントブック ―学習が企業を強くする―』日本経済新聞出版社.

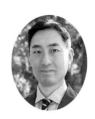

西川　泰弘（にしかわ・やすひろ）

済生会横浜市東部病院　人材開発センター　人材開発支援室　室長

■経　歴
教育関連企業、総合人材サービス業、コンサルティング会社を経て2010年、済生会横浜市東部病院に入職。医事室、人事室を経て2015年、人材開発支援室の立ち上げに伴い異動、現在に至る。
当院人材開発業務のほかに、神奈川県済生会の人材開発事業支援担当も務める。

■執　筆
「若手事務職に対するマネジメント教育の試みPart 1 ― "現場発の医療経営" ベーシックコースの実践から―」『病院羅針盤』2018年 7 月15日号、産労総合研究所.
「中堅事務職に対するマネジメント教育の試みPart 2 ― "現場発の医療経営" アドバンスコースの実践から―」『病院羅針盤』2018年 8 月 1 ・15号、産労総合研究所.
「【連載】"現場発"の人材開発」『病院羅針盤』2019年 4 月 1 日号～2022年 3 月15日号、産労総合研究所.
「特集　人材育成 「済生会横浜市東部病院」事例研究～未来のリーダーを育てる仕掛けづくり～」『医事業務』2021年 5 月15日号、産労総合研究所.

■講義・講演
病院管理会計研究会、特定非営利法人メディカルコンソーシアムネットワーク定例研究会、全国病院広報実務者会議、横浜市立大学（医療イノベーション経営管理論）

■所属学会
日本医療マネジメント学会、日本キャリアデザイン学会、日本医療教授システム学会

現場発！ 病院の人材開発

2023年6月2日　第1版第1刷発行

著　者　西川　泰弘
発行者　平　　盛之

発行所　㈱産労総合研究所
　　　　出版部 経 営 書 院

〒100-0014
東京都千代田区永田町1−11−1　三宅坂ビル
電話 03(5860)9799
https://www.e-sanro.net

落丁・乱丁本はお取替えいたします　　　　　印刷・製本　勝美印刷
ISBN 978-4-86326-358-1 C3047